现代麻醉护理实践新思维

Innovative thinking of Mordern Anesthesia Nursing Practice

主　审　鲍红光
主　编　何绮月　方郁岚
副主编　孔　文　孙贵芝
编　委（按姓氏拼音排序）
崔璐璐　陈雨佳　郭　琳　何　苗
姜玉婷　陆　丽　李贞姬　李志刚
谭运文　许晓梦　于建海　赵　玉
张　辉　赵佳莉

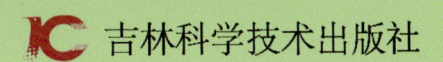

吉林科学技术出版社

版权专有　侵权必究

图书在版编目(CIP)数据

现代麻醉护理实践新思维 / 何绮月，方郁岚主编.—长春：吉林科学技术出版社，2020.7
ISBN 978-7-5578-7250-2

Ⅰ.①现… Ⅱ.①何…②方… Ⅲ.①麻醉－护理学 Ⅳ.①R473.6

中国版本图书馆CIP数据核字（2020）第140052号

主　　编	何绮月　方郁岚
出 版 人	宛　霞
责任编辑	许晶刚　张延明
书籍装帧	三联文创（北京）文化传媒有限公司
封面设计	三联文创（北京）文化传媒有限公司
开　　本	710mm×1000mm　1/16
字　　数	210千字
印　　张	12
版　　次	2020年12月第1版
印　　次	2020年12月第1次印刷
出　　版	吉林科学技术出版社
发　　行	吉林科学技术出版社
地　　址	长春市生态大街与福祉大路交汇出版集团A座
邮　　编	130000
发行部电话/传真	0431-81629529　81629530　81629531
	81629532　81629533　81629534
储运部电话	0431-86059116
编辑部电话	0431-81629517
网　　址	www.jlstp.net
印　　刷	朗翔印刷（天津）有限公司

书　号　ISBN 978-7-5578-7250-2
定　价　198.00元

吉祥物含义

下图为明基医院的吉祥物代表，穿着 AN（Anesthesia）的绿色衣服象征麻醉医护团队。

封面说明：两只手代表麻醉护士依托的手，在麻醉照护团队中，使用各项仪器配合医师团队在医疗工作中，跨越医疗，守护健康！而双手两边的小图示，是以世界卫生组织（World Health Organization，WHO）的 17 项可持续发展目标，第三项良好健康与福祉以及第四项优质教育，象征本书想传达的寓意，希望护理工作者能"从教育着手"致力实现全民健康，不仅提供健康护理，更要解决患者的身心灵照护。

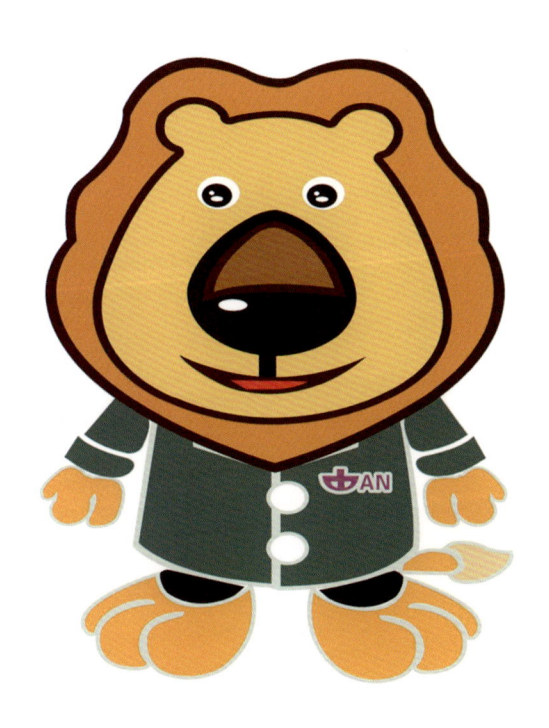

推荐序

刘庭芳

清华大学医院管理研究院创始人、教授；

中国医院品质管理联盟创始主席；

国际医疗品质与安全科学院(IAQS)终身院士；

国务院深化医药卫生体制改革领导小组咨询专家委员会委员；

国家医保局 DRGs 推进项目咨询专家；

国家卫健委执行力与继续教育中心专家委员会副主任委员；

国家卫健委医疗管理服务指导中心评审专家。

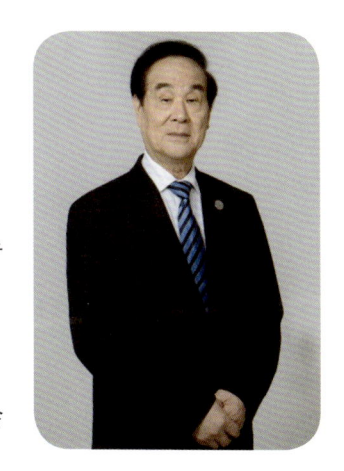

  管理，变得越来越重要。其理念在不断创新，门槛也在不断提高。因此，如何管理好一所医院、一个科室，乃至一个项目，仍然是值得不断探究的命题。尤其是医院管理的复杂程度，使我们只能更加积极采纳新的管理理念与管理工具以进一步提升医疗质量，保障安全，降低成本，改善服务，并提升医患满意度。

  本人和医界同仁们在全国各地大力推进医院品管圈等多维管理工具活动始于 2005 年，时光飞至 2020 年，15 年过去，弹指一挥间。中国医院的管理模式已发生了翻天覆地的巨变，一个又一个医院品牌被大众知晓、接纳与推广。而在这其中，品管圈作为医院管理最重要、最常用的工具之一，已经成为医院管理者乃至广大一线工作人员必须具备的管理常识和技能。由清华大学医院管理研究院开展的中国医院品管圈的研究成果与应用成效及其影响力已经走向世界，并引领全球相关领域的学术发展。

方郁岚是清华大学医管专业毕业的硕士研究生，她在麻醉护理工作中学习与实践了十多年，其团队在她的引导下获得了不少荣誉，她当时在清华医管学习时就对医院管理的重要问题表现出敏感性和远见意识。而今，她和其团队将共同取得的知识与经验萃而取之，乃成此书。本书不仅有医院管理中常用的工具介绍与实践案例，还有各种与麻醉护理息息相关的新知识和管理方法，相信此书可以为麻醉护理从业者，尤其是医院管理人员提供"新思维"。

无论是技术的发展，还是临床的运用，有一些成功的案例供大家交流、借鉴，总归是极好的尝试。但是新技术终有一天会成为旧方法。质量管理只有起点，没有终点，高质量发展，永远在路上。医院管理是一项系统工程，大抵亦如此也。

刘庭芳 2020 年 8 月 26 日于清华园

推荐序

鲍红光

南京医科大学附属南京第一医院麻醉科行政主任、教授、博导。

任职情况

英国边山（EDGE HILL）大学荣誉教授；

中国医师学会麻醉分会及中西医结合学会疼痛分会全国委员；

中华医学会麻醉分会气道管理组副组长；

中国高等教育学会麻醉教育研究会委员；

江苏省疼痛学会候任主任委员；

江苏省麻醉学会副主任委员；

南京市麻醉学会及质量控制学会副主任委员；

《中华麻醉学杂志》和《临床麻醉学杂志》等杂志编委及常务编委。

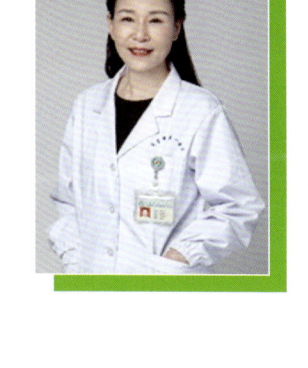

各位同道，感谢您选择阅读这本与麻醉护理相关的书籍，您将会从麻醉护理个案报道、病例分析、PDCA、思维导图等各个方面了解围手术期麻醉护理相关知识。相信这本书会同其书名一样，给你带来新的思维方式。

麻醉护理是麻醉学和护理学相结合的交叉学科，是麻醉学科和专科护理快速发展应运而生的新兴领域。麻醉护理虽然在我国起步较晚，但是近年来发展势头很足，全国各地的医院都在发展和培养麻醉专科护士，迫切需要与麻醉护理相关的书籍。本书从临床一线出发，不仅提供了麻醉护士在手术室协助麻醉医生工作的学习方向，还分享了麻醉护士在麻醉复苏室的工作经验。在围手术期这一医学概念逐步发展的未来，只有掌握了围手术期各个环节的工作要领的麻醉护士，才能被称为麻醉专科护士，成为围手术期麻醉护理团队的重要一员。

  本书内容精练、实用，可以为麻醉护理人员提供新的思考方向与思维模式，并为麻醉护理人员的临床实践与应用提供帮助。在此，特别推荐给大家阅读学习，以期共同进步。

  知识在传承与交流中螺旋式地上升，而你我也只是这知识海洋中的几滴水珠。愿你开卷有益，学有所获！

推荐序

杨惠如

Yang, Hui-Ju RNA, Ph.D. 博士；

中国台北荣民总医院麻醉部护理师；

中国台湾马偕医学院护理系兼任助理教授；

中国阳明大学护理学系临床指导教师；

中国台湾麻醉护理学会理事长；

中国 IFNA 国际麻醉护理联盟第二副理事长。

  南京明基医院副院长兼麻醉科主任何绮月与护理长方郁岚秉着提升麻醉护理人员学习成效与维护麻醉安全的用心，带领基地临床教师编写了这本《现代麻醉护理实践新思维》。本书依据该院的麻醉护理人员执业范畴，以护理过程的方式呈现各项麻醉标准作业流程。

  本书彻底落实了麻醉护理人员必须同时兼具医学知识与护理技能的专科护理概念，通过详细的图片与逐项步骤描述使读者能提纲挈领地有系统地建立基本麻醉护理知识框架。相信以本书配合临床的操作能使麻醉护理人员达到事半功倍之效，同时增强知识与技能。本书可作为麻醉护理学员的学习指引，亦可作为麻醉护理人员的复习读本，在此推荐给有志学习麻醉专科护理知识的护理人员。

杨惠如

主编献词

何绮月

南京医科大学附属明基医院副院长、麻醉部主任；
南京医科大学教授，硕士生导师；
中国台湾林口长庚纪念医院及长庚大学副教授。

任职情况

中华医学会南京麻醉分会委员；
中华医学会南京疼痛分会委员；
中国医药教育协会超声分会麻醉超声专委会副主任委员；
江苏省医疗损害鉴定专家；
江苏省医院协会医疗技术应用管理专业委员；
南京市卫生和计划生育委员会麻醉质量控制中心委员；
非公立医疗机构协会麻醉专业常务委员。

方郁岚

南京医学会麻醉分会护理学组副组长；
南京明基 IFNA 麻醉护理教育基地委员会基地项目负责人；
南京市级麻醉护理专科培训基地临床基地负责人；
清华大学公共管理学院医院管理学系硕士研究生；
长庚大学呼吸治疗学系、护理学系毕业；
美国 AARC LEVEL II Seminar Recognition；
参与多次海外国际医疗护理服务；
南京市医学新技术引进奖 1 项，市校级课题 3 项，专利 8 项，国内外文章多篇。

近十几年，麻醉医疗在国内蓬勃发展，不管是术

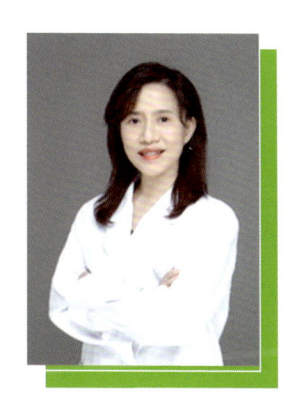

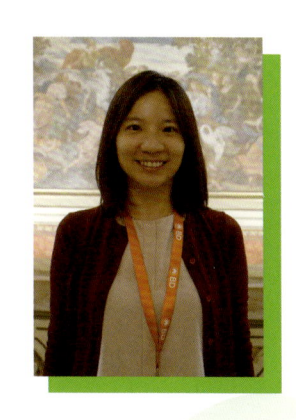

前访视、围手术期，还是术后照护都取得了长足的进步。麻醉护士的责任与重要性越显突出，在一个训练有素的麻醉护理团队中，相对专业的麻醉医师犹如手足，他们对患者的麻醉安全起到关键性的维护作用。但是，在国内却鲜少出版麻醉护理的相关书籍、杂志或期刊。因此，我与明基医院麻醉科护理长方郁岚筹划3年，谋思如何将我们多年在麻醉医学上的工作经验与专业知识以一种案例分析的方式分享给同业的先驱与后进，以增进麻醉护理界的交流以及麻醉医学的进步。

历经3年的策划，本书在所有明基医院麻醉科护士以及医师的努力之下终于完成，我们累积了10年的工作经验，融入了早期中国台湾地区麻醉护理的管理制度，创建了中国大陆第一个带有中国台湾地区文化色彩的麻醉护理团队。从6名麻醉护士发展到目前的26名专业麻醉护士，从学习教育到临床操作全方位的发展，并成为了江苏省第一个IFNA国际麻醉护理培训基地，更获得了南京护理学会予以的重托——承担市级麻醉护理专科护士培训基地的殊荣，以满足麻醉护士大量的人才需求。在此，特别感谢本科室所有医护同仁的努力，谨以本书的出版献上无比的祝福与敬意。

在日常的临床工作中，麻醉护士就需要配合、协助麻醉医师术前访视、制订麻醉计划方案、准备麻醉设施与药品、在围手术期监视患者的生命体征以及观察患者术后在恢复室的状况，这些都是繁重的工作任务。本书巨细无遗地记录着麻醉安全的标准流程与各个环节的工作要领，希望可以为麻醉护理界提供参考依据，创建一个安全的麻醉环境与全人照护的麻醉品质。再一次感谢院级领导对本书出版的支持与期待，更要谢谢这些年与我并肩同行的伙伴们，因为你们才有了这本书的诞生。

前 言

随着我国医学的飞速发展、人口老龄化问题不断加剧，人们对舒适化医疗的需求日益增长。麻醉专科护士是近年来国家医药卫生政策发展中的新热点，其概念逐渐成熟。麻醉学和护理学在麻醉服务以及患者安全保障中的角色功能不断拓展，形成了新兴学科——麻醉护理学。我院是江苏省首批获得国际麻醉护理联盟（International Federation of Nurse Anesthetists，IFNA）Level II 教育基地及南京市级麻醉专科护士培训基地的双基地医院之一。我要特别感谢麻醉医护同道们、南京护理学会以及 IFNA 理事长 Jackie，APAP 教育项目的负责人 Marianne 女士等对我们的信任与支持。

明基麻醉护理团队经过 10 余年的发展，结合麻醉专科护理教育管理模式及 IFNA 以胜任能力为导向的医学教育理念和课程内容，建立了我院麻醉护理实践及教育的一致性标准。通过基地服务质量评价与师资教学、自我效评价反馈，对培训方案、教学方式的相关性以及学员培训成效回馈能力等方面适时做出调整，提升麻醉护士的专业能力，从而为患者提供高质量的麻醉护理服务。经过 10 年的沉淀，在课程安排、师资能力、教学方法上进行优化，制定了适合医院发展形势的麻醉专科护士培训模式，明确其岗位职责，有利于促进麻醉医护团队合作协同一体化精益管理的发展。

成功的手术，必须有安全的麻醉，而麻醉却是风险极高的医疗技术，参与其中的麻醉医师及麻醉护士，都必须具备扎实的专业知识、丰富的临床操作经验以及沉着冷静的心态，严谨沟通，严密监测术中病人分秒间的变化，关注病人术后苏醒照护中的细节，才能完成麻醉安全的重要使命。

随着围手术期医疗服务的规范化发展，麻醉护士得以更好地落实护理服务，也让麻醉医护团队照护概念逐渐成熟，医疗界对麻醉护士的需求日益增加。当国内麻醉医护人力无法满足现阶段手术及无痛诊疗的开展等业务时，这种供需的不平衡就容易造成医患之间及医护之间的各种矛盾和利益冲突。因此，培养有资质的人才来承担有明确定义与分工的相关岗位工作，是我院麻醉学科建设的基本目标。在信息爆炸的时代，新知识的启发是无远弗届的，包括学习的目的、能力、方法和效果等，如何高效获得及吸收是关键。例如从解决困境或提升现状，引发触类旁通、把握关键等能力，利用思维发散形式，得到时效、实用、持续的效果。

《现代麻醉护理实践新思维》这本书，针对通用知识和专科能力建立相应的培训制度和胜任力教育核心标准，确立麻醉专科护理机制，以国家政策、麻醉护理教育、岗位职责、临床实践为出发点，以麻醉护理配合个案、护理查房、病例讨论、科室PDCA、思维导图这几个主要内容进行护理程序运用与发散，具有典型性，举一反三，振聋发聩，同仁们不再因循守旧，而是勇于打破桎梏，挣脱牢笼，以科学为基、创新为石，在实践中运用科学思维审视麻醉护理，展现内涵，稳扎稳打地驻扎起新思维的营地。让麻醉的工作伙伴们拥有一本发散思维及有温度的彩色书，希望能为麻醉护理同仁的职业发展提供些许思路。期待这本书能够成为你们的好伙伴，让各位同仁享受麻醉护理工作的乐趣，体现护理的价值就是被需要，是我们的初衷。

最后，特别感谢刘教授、鲍主任、惠如理事长等人的推荐。一直以来不论学生、后辈有疑惑或是需要协助，总是第一时间为我解惑，给予我支持。我想正是因为我们都希望麻醉护理团队作为高水平专科人才，需以照护病患的安全、舒适、健康等为己任，并能随着时代的变迁，持续发展新目标，拓展新领域，才能体现麻醉护理的真正专业价值。

基地负责人、麻醉科护士长　方郁岚

目 录

第一章　麻醉护理个案实例 ·· 1
Chapter 1 ExampleCases of Anesthesia Nursing（How to assist the Anesthesiologist） Introduction

第一节　经支撑喉镜 CO_2 激光喉部肿物切除手术麻醉护理配合 ······ 5
Section 1　Anesthesia Nursing in CO_2 laser therapy for laryngeal papillomatosis removal with laryngoscope

第二节　经尿道前列腺电切术麻醉护理配合 ··· 15
Section 2　Anesthesia Nursing in transurethral resection of the prostate

第三节　微创房间隔缺损修补术麻醉护理配合 ······································· 22
Section 3　Anesthesia Nursing in minimally invasive atrial septal defect repairment

第四节　腰椎滑脱椎弓根螺钉内固定植骨融合术麻醉护理配合 ······ 33
Section 4　Anesthesia Nursing in pedicle screw fixation and lumbar fusion for lumbar spondylosis

第五节　新生儿肠气囊肿病手术麻醉护理配合 ······································· 41
Section 5　Anesthesia Nursing in surgical treatment for neonatal pneumatosis intestinalis

第六节　胸腔镜下右肺上叶病损切除手术麻醉护理配合 ····················· 47
Section 6　Anesthesia Nursing in thoracoscopic right upper lobe lobectomy

第七节　麻醉护理个案查房 ·· 54
Section 7　Individual cases from Anesthesia Nursing Rounds

第一部分　甲状腺全部切除＋喉返神经探查＋颈部淋巴清扫术 ········ 55
Complete thyroidectomy ＋ recurrent laryngeal nerve assessment ＋ cervical lymphadenectomy

第二部分　胸腔镜下肺叶切除术（右侧）·················58
　　　Thoracoscopic right lower lobe lobectomy

第三部分　左侧人工全髋关节置换术·················63
　　　Left Totalhip replacement

第四部分　髓核摘除术·················67
　　　Nucleus pulposus removal（Laminectomy）procedure

第八节　模拟教案·················74
　　Section 8　Simulation teaching plan

第二章　麻醉护理病例分析·················79
Chapter 2 Case analysis of Nurse Anesthesia

第一节　临床病例分析·················81
　　Section 1　Analysis of clinical cases

第二节　疑难危重症病例分析·················93
　　Section 2　Analysis of difficult and critical cases

第三章　PDCA 质量管理工具·················101
Chapter 3 PDCA quality control

第一节　提高全麻术中 BIS 监测率·················105
　　Section 1　Increase the rate of BIS monitoring in general anesthesia

第二节　降低患者术后恢复室寒颤发生率·················108
　　Section 2　Decrease the occurrence of shivering of patients in post-anesthesia recovery room

第三节　提高精麻药品发放准确率·················111
Section 3　Improve the accuracy of anesthesia administration

第四节　提高术后气切患者转运安全性·················114
Section 4　Improve the transport safety of patient after tracheotomy

第五节　简化近效期物品查核流程·················117
Section 5　Simplify the process of checking near-expired equipment

第六节　提高麻醉护理人员业务学习出勤率·················120
Section 6　Increase the frequency of nurse anesthesia professional development

第七节　降低麻醉科用药 near miss 发生例数·················123
Section 7　Reduce the number of anesthetic administration near misses

第八节　提高手术结束房间整理合格率·················126
Section 8　Improve the pass rate of post-operation room tidiness

第四章　麻醉护理思维导图·················131
Chapter 4 Nurse anesthesia mind map

第一节　麻醉护理相关政策·················135
Section 1　Related policies to nurse anesthesia

第二节　明基医院术中麻醉监测与照护职责分级·················136
Section 2　Safety Management of the post-anesthesia recovery rooms at BenQ Hospital

第三节　十大安全目标导读——用药用血安全·················137
Section 3　Top 10 safety goals-ensuring the safety of bloodtransfusion and medicine use

第四节　明基医院麻醉护理临床带教·················138
Section 4　Clinical nurse anesthesia teaching at BenQ Hospital

第五节　明基医院麻醉恢复室安全管理……………………………………139
Section 5　Status of the post - anesthesia recovery rooms at BenQ Hospital

第六节　明基医院麻醉恢复室动态……………………………………………140
Section 6　Mid - operative anesthesia monitoring and care at BenQ Hospital

第七节　十大安全目标导读——手卫生………………………………………141
Section 7　Top 10 safety goals - improving sanitary compliances

第八节　十大安全目标导读——管路安全（气管导管）……………………142
Section 8　Top 10 safety goals - improving the safety of tubes

第九节　十大安全目标导读——降低围手术期皮肤压力性损伤……143
Section 9　Top 10 safety goals - lowering the occurrence of bedsores in peri - operatively patients

致谢……………………………………………………………………………………153

后记……………………………………………………………………………………155

参考文献………………………………………………………………………………157

01

第一章
麻醉护理
个案实例

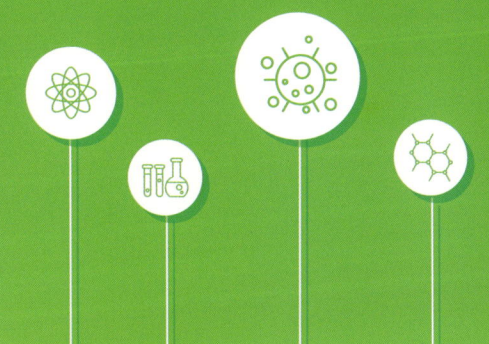

护理个案实例引言

麻醉护理是我国近几年发展起来的专科护理，是麻醉学和护理学相结合的交叉亚专科。其目的是为围麻醉期的患者提供系统化、整体化的护理服务，提高麻醉医疗服务质量，保障患者的诊疗安全，促进加速康复外科（ERAS）的发展。

系统化整体护理（Systematic Approach To Holistic Nursing Care）是以现代护理观为指导，以护理程序为核心，将临床护理与护理管理的各个环节系统化的方式。它体现了护理工作的系统性、完整性、决策性与科学性。护理程序（Nursing Process）是指导护理人员以满足护理对象的身心需要，恢复或增进护理对象的健康为目标，科学地确认护理对象的健康问题，运用系统方法实施计划性、连续性、全面整体护理的一种理论与实践模式。系统化整体护理模式的概念最初由美籍华人著名护理学家吴袁剑云博士于 90 年代初引入并发展运用至今，而护理程序的应用在 20 世纪 80 年代早期就已经在部队医院系统化应用了。经过了多年的临床实践，伴随着医疗技术日新月异的飞速发展，现代临床护理已拥有了日益精细化的护理体系，从临床护理到质量管理，从基础护理常规到专科护理常规，从健康宣教到电话回访等，处处体现了护理程序应用的广泛性。麻醉护理作为护理团队中的一部分，将汲取护理学之精华，结合专科继续发展，努力探索适应现代麻醉护理的、完善的专科护理体系。

本章节将结合临床麻醉护理配合个案案例以及恢复室照护病例进行分析。总结麻醉照护个案中护理人员在临床工作中的关注要点，同时将麻醉配合对焦护理工作，运用护理程序的五个步骤总结围麻醉期护理照护的内涵，帮助麻醉医护团队理清工作范畴和工作重点，促进临床麻醉护理工作的标准化执行，保障麻醉医疗安全。

下面请允许编者先引导大家对护理程序的相关基础知识稍做复习。

护理程序是一个综合、动态、决策和反馈性的思维及实践过程。护理程序由评估、诊断、计划、实施和评价五个步骤组成，这五个步骤之间相互联系，互为影响。

护理评估（Nursing Assessment）：护理程序的第一步，收集服务对象生理、心理、社会方面的健康资料并进行整理，以发现和确认服务对象的健康问题。主要包括一般资料、生活状况及自理程度、健康检查及心理社会状况等。

护理诊断（Nursing Diagnosis）：关于个人、家庭、社区对现存或潜在的健康问题及生命过程反应的一种临床判断，是护士为达到预期的结果选择护理措施的基础，这些预期结果应能通过护理职能达到。护理诊断分为现存的、潜在的、健康的和综合的几种类型。例如："清理呼吸道无效"和"焦虑"即为现存的护理诊断；"有感染的危险"即为潜在的护理诊断；"母乳喂养有效"是健康的护理诊断。一个完整的护理诊断通常由三部分构成，即健康问题（Problem）；原因（Etiology）；症状或体征（Symptoms or Signs），又称PES公式，例如：营养失调（P）：肥胖（S）：与进食过多有关（E），但目前临床上多将护理诊断简化为两部分，即P+E或S+E。

护理计划（Nursing Plan）：对如何解决护理诊断涉及的健康问题做出决策，包括排列护理诊断顺序、确定预期目标、制定护理措施和书写护理计划。确定预期目标也称预期结果，是指服务对象在接受护理照顾之后，期望能够达到的健康状态或行为的改变，也是护理效果评价的标准。根据实现目标所需的时间可分为短期目标和长期目标。短期目标的实现可以使人看到进步，增强实现长期目标的信心。

护理实施（Nursing Intervention）：按照护理计划执行护理措施的活动。

护理评价（Nursing Evaluation）：将服务对象对护理的反应与预期目标进行比较，根据预期目标达到与否，评定护理计划实施后的效果。

下面将进行个案案例展示，因案例中涉及的手术室护理常规项目在临床中已普遍开展，故本书未做重点叙述，如深静脉血栓（DVT）所使用的 Autar 评分或 2020 年开始启用的 Caprini 评分及压疮 Braden 评分等相关护理等，特此说明。

第一节　经支撑喉镜 CO_2 激光喉部肿物切除手术麻醉护理配合

Section 1　Anesthesia Nursing in CO_2 laser therapy for laryngeal papillomatosis removal with laryngoscope

谭运文　|　主管护师

目的

1. 透过麻醉护理个案报告，麻醉护士能够快速地引导上手相关术中配合。
2. 在个案报告中，医护人员相互学习、查缺补漏，促进标准化、精细化诊疗。

配合流程（图片）

用物检查（环境准备）

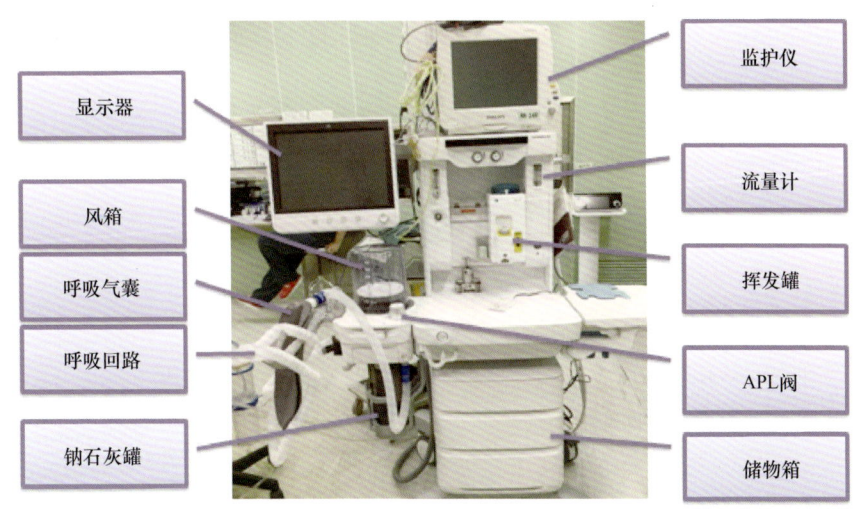

标注：显示器、风箱、呼吸气囊、呼吸回路、钠石灰罐、监护仪、流量计、挥发罐、APL阀、储物箱

5

药品标签示意图（国际范例）

Drug class	Label color	Example
Induction agent	Yellow	Propofol mg/ml
Benzodiazepine	Orange	Midazolam mg/ml
Neuromuscular blocker	Fluorescent red	Vecuronium mg/ml / Succinylcholine mg/ml
Relaxant antagonist	Fluorescent red with white stripes	Neostigmine mg/ml
Narcotic	Blue	Morphine mg/ml
Narcotic antagonist	Blue with white stripes	Naloxone mg/ml
Major tranquilizer	Salmon	Droperidol mg/ml
Vasopressor	Violet	Ephedrine mg/ml / Epinephrine mg/ml
Hypotensive agent	Violet with white stripes	Nitroprusside mg/ml
Local anesthetic	Gray	Lidocaine mg/ml
Anticholinergic agent	Green	Atropine mg/ml

术中标签示意图（明基医院）

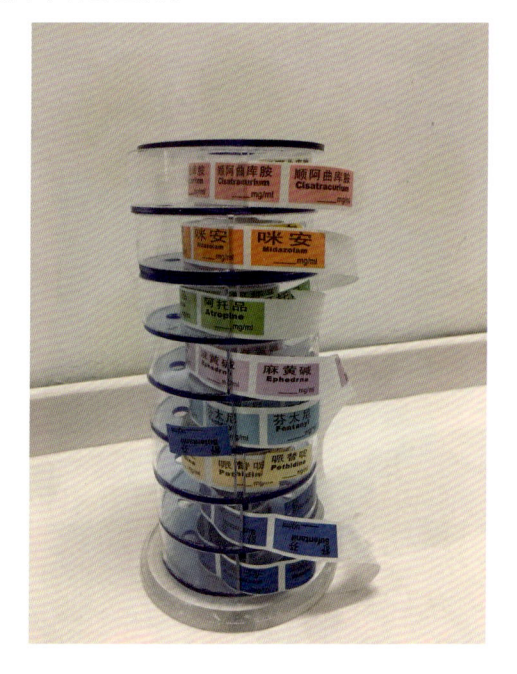

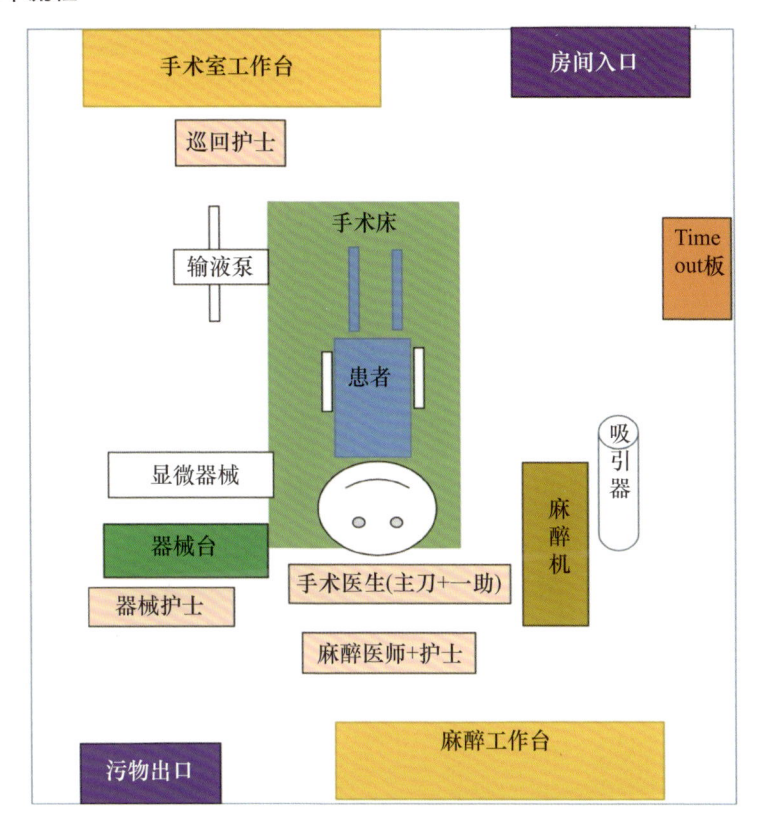

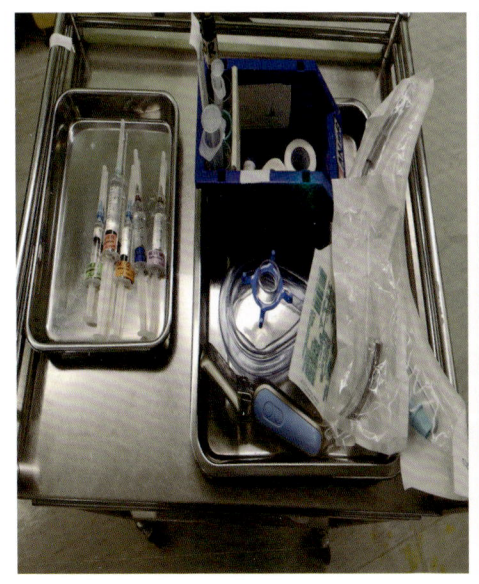

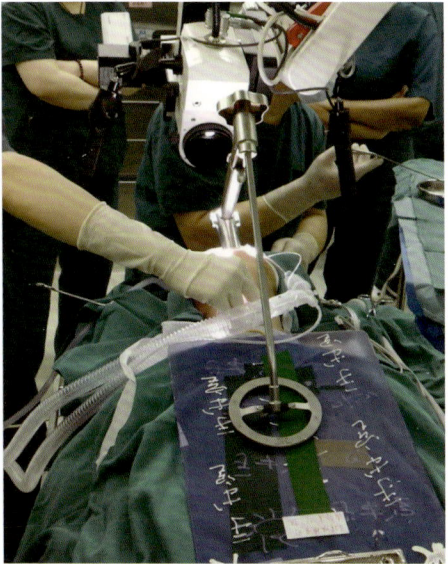

术中流程

现代麻醉护理实践新思维

- 液体放置在床尾部
- 双手贴身放置
- 眼睛用3M贴保护
- BIS贴片防止压痕，纱布固定

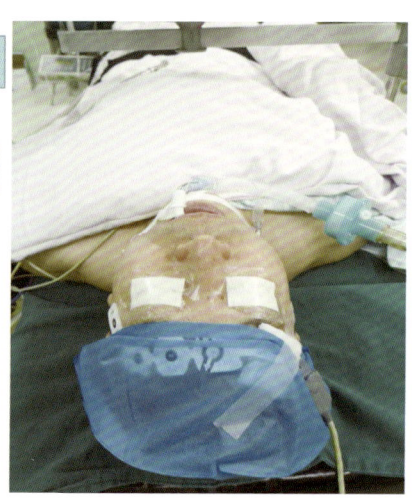

- 心电线路不从头端走向
- 管路固定口角，不影响开口操作
- 人工鼻放置妥当，避免压迫皮肤
- 气管导管型号小1~2号，深度多1~2 cm
- 气管套囊完全封闭下呼吸道

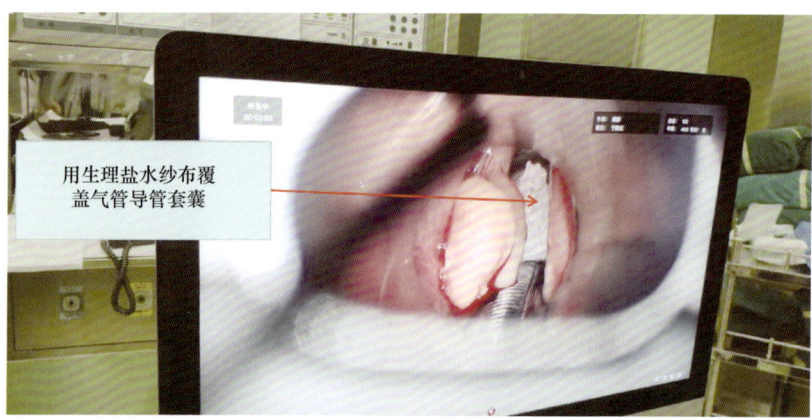

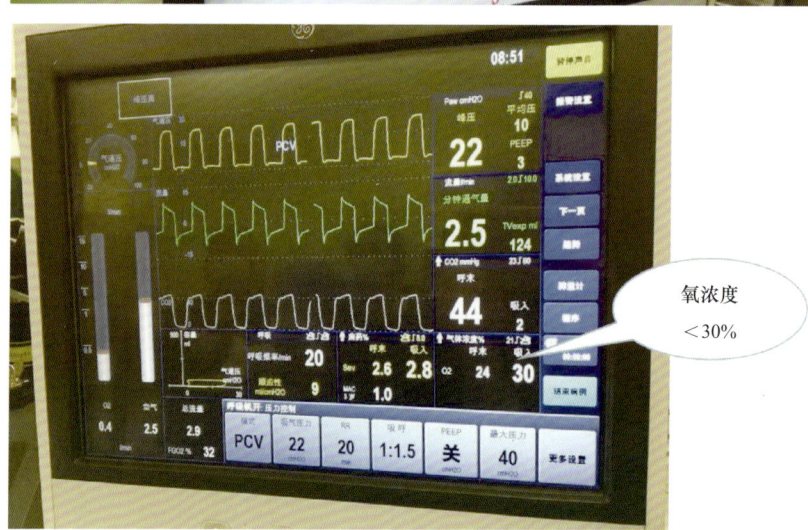

用生理盐水纱布覆盖气管导管套囊

氧浓度 <30%

注：氧浓度 =（空气流量 ×21%+ 氧气流量）/（空气流量 + 氧气流量）×100%

外科与麻醉的配合图示

主刀医师+一助
巡回护士
显微镜
麻醉机
器械护士
器械台
麻醉医护

配合注意事项

科别	耳鼻喉科 ENT department
手术名称	经支撑喉镜 CO_2 激光喉部肿物切除术 Anesthesia Nursing in CO_2 laser therapy for laryngeal papillomatosis removal with laryngoscope
麻醉方式	插管全麻 Intubation general anesthesia
术中卧位	平卧位 Supine position
麻醉前评估	1. 一般情况：患者男性，59岁，身高168 cm，77 kg。 2. 既往史：高血压病史1年，硝苯地平服用每日两次（bid），否认冠心病、糖尿病及药物过敏史。喉癌术后4月，术后声音嘶哑。 3. 生命体征：药物控制前血压150/90 mmHg，服用药物后血压控制在130/87 mmHg。 4. 气道评估：头颈活动正常，无义齿和活动假牙，张口度3横指，气道评估Mallampati 分级Ⅰ级。 5. 术前检查：小三阳；Hb154 g/L；两肺纹理增多，主动脉迂曲，两肺上叶轻度肺水肿。 6. 专科检查：电子喉镜检查显示声门前端见肉芽，喉梗阻分级Ⅰ级。 7. 麻醉评分：ASA Ⅱ级。 术前禁食8小时、禁饮4小时，嘱家属监督其完成术前禁食、禁饮要求

续表

科别	耳鼻喉科 ENT department
手术名称	经支撑喉镜 CO_2 激光喉部肿物切除术 Anesthesia Nursing in CO_2 laser therapy for laryngeal papillomatosis removal with laryngoscope
麻醉方式	插管全麻 Intubation general anesthesia
术中卧位	平卧位 Supine position
准备用物	1. 环境及用物准备。 （1）调节室温 22～24 ℃，湿度 40%～60%。 （2）保暖措施准备：热风机、温包布、血液加温设备。 （3）监护仪：打开监护仪，连接监护仪各导联线（特别准备一次性 BIS 接头，体温探头）。 （4）麻醉机：接电源、气源，打开电源开关，检查气源压力，连接呼吸回路——湿热交换过滤器，检查并更换钠石灰，完成麻醉机自检，用正确的方法测试麻醉机回路是否漏气，根据患者情况调节参数。 （5）打开气体监测仪，接好呼气末二氧化碳（$ETCO_2$）连接线备用。 （6）吸引器：连接中心负压吸引器，调节压力 40.0～53.5 kpa（300～400 mmHg），确保性能良好备用。 （7）插管用物：可视喉镜，一次性喉镜片，气管导管（7.0 号，带导丝，咽喉部手术需选用较正常小 0.5～1 mm 的气管导管），吸痰管（12 号），注射器（20 ml），胶布，听诊器、呼吸回路延长管。 （8）微量注射泵（双通路）。 （9）眼部保护贴膜。 2. 药品准备。 （1）麻醉诱导药：咪达唑仑（1 mg/ml），依托咪酯（2 mg/ml），舒芬太尼（10 μg/ml），注射用顺阿曲库铵（2 mg/ml）。 （2）麻醉维持药：瑞芬太尼（20 μg/ml），丙泊酚（10 mg/ml），注射用顺阿曲库铵（2 mg/ml），七氟烷。 （3）其他：去氧肾上腺素（100 μg/ml），阿托品（0.5 mg/ml），麻黄碱（6 mg/ml），硝酸甘油（备用）。 （4）维生素 A 棕榈酸酯眼用凝胶保护眼睛
麻醉过程	麻醉诱导期	1. 手术安全核查。 （1）患者入室，安全过床，心电监护测量生命体征，麻醉面罩吸氧。 （2）麻醉医护人员、巡回护士、外科医师共同执行术前安全核查。 2. 配合麻醉诱导。 （1）确保静脉通畅，连接静脉输液。 （2）安慰患者，遵医嘱诱导给药，注意复述，医护共同核对无误后给药，给药后注意监测患者生命体征变化，协助医师加压面罩给氧，保持患者呼吸道通畅。 （3）协助麻醉医师气管插管，待气管导管尖端过声门 1 cm 后协助医师一边进气管导管一边退导丝，导丝完全退出后，气囊充气 3～5 ml（气囊压力 15～20 cmH₂O），连接呼吸回路延长管，连接麻醉机。 （4）插管完成，听诊器确认气管导管位置、深度无误后（五官科手术深度宁深勿浅），协助医师固定导管，双重胶布上下交叉固定，遵医嘱调节麻醉机参数，并注意观察气道压及 $ETCO_2$，做好记录。 （5）贴 BIS 贴片，监测麻醉深度，遵医嘱调整麻醉维持药物剂量

续表

科别	耳鼻喉科 ENT department
手术名称	经支撑喉镜 CO_2 激光喉部肿物切除术 Anesthesia Nursing in CO_2 laser therapy for laryngeal papillomatosis removal with laryngoscope
麻醉方式	插管全麻 Intubation general anesthesia
术中卧位	平卧位 Supine position

麻醉过程	麻醉诱导期	3．皮肤及眼睛的保护。 （1）眼睛用眼膏、3M 贴膜进行双重保护，避免球结膜干燥、受损。 （2）再次确认外周静脉输液通畅，妥善固定输液导管，防止管路受压和滑脱，加药用的三通器置于可以操作的地方，便于术中给药。 4．做好体温保护，使用下半身暖风机，将暖风机温度调至 38 ℃（可根据术中体温监测数据进行调节）；非手术区域裸露部位，用暖温箱取出的包布包裹减少散热；术中使用加温过的液体；注意监测体温
	麻醉维持期	1．手术开始时，遵医嘱调节麻醉药剂量，加深麻醉，注意支撑喉镜压迫气导管并观察导管深度，保护面部皮肤，防止支撑喉镜压迫组织。 2．术中注意监测患者生命体征。尤其在支撑喉镜置入过程中，手术医师的操作可能造成喉心反射，出现心率减慢甚至骤停的现象，提前备好阿托品。 3．外科使用激光前，生理盐水纱布覆盖气管导管套囊，吸入气体中氧气百分含量（FiO_2）<30% 并且没有使用笑气，及时调整呼吸参数，维持血氧饱和度（SpO_2）正常。 4．加强液体管理：因患者术前轻度肺水肿，注意补液量的控制，术中胶体 100 ml，晶体 250 ml。 5．监测体温，做好体温保护。 6．监测麻醉深度，遵医嘱调节维持期用药，遵医嘱给予止痛药。 7．手术结束，遵医嘱停止麻醉药，准备拔管用品：肌松拮抗药，吸引装置，面罩，注射器（20 ml），吸痰管。
	麻醉苏醒期	1．实时监测生命体征，尤其关注 SpO_2、$ETCO_2$ 呼吸情况。 2．密切观察患者苏醒期的清醒程度。评估患者神志、呼吸、肌力等，达到拔管指征后，遵医嘱给予拮抗药物，吸尽气管及口鼻腔的分泌物，抽尽气囊内的气体，在吸气末协助医师拔除气管导管。备好吸引器，及时清理呼吸道，防止误吸。 3．拔管后立即给予面罩给氧，密切监护患者呼吸情况，待生命体征平稳后送入 PACU 观察。 4．患者小三阳，拔管后房间物品做消毒终末处理
	麻醉恢复期	1．与 PACU 护士做好患者交接：患者基本情况、疾病史、生命体征、术中用药情况、皮肤状况、静脉管路、出入量等。 2．整理床单元，调节液体滴速，备好吸引器，保持患者呼吸道通畅，持续气道湿化，避免剧烈咳嗽，防止创面刺激出血，警惕术后喉头水肿以及血肿，关注患者面色，观察咳痰的性状和量，如有异常及时通知外科医师处理。 3．严密监测生命体征变化，监测体温，做好保暖措施

续表

科别	耳鼻喉科 ENT department
手术名称	经支撑喉镜 CO_2 激光喉部肿物切除术 Anesthesia Nursing in CO_2 laser therapy for laryngeal papillomatosis removal with laryngoscope
麻醉方式	插管全麻 Intubation general anesthesia
术中卧位	平卧位 Supine position

麻醉过程	麻醉恢复期	4. 评估患者伤口疼痛情况，遵医嘱给予处理。 5. 做好麻醉术后相关卫教，教会患者如何咳嗽，避免因喉部不适引起刺激性咳嗽。 6. 麻醉术后苏醒评估项目评分大于 8 分，无外科并发症，止痛剂用后观察 30 分钟，生命体征平稳，经麻醉医师确认后转送病房
护理要点	护理评估	1. 生命体征：体温（T）36.3 ℃，脉搏（HR）76 次 / 分，呼吸（RR）16 次 / 分，血压（BP）130/87 mmHg。 2. 术前检查：小三阳；血红蛋白（Hb）154 g/L；两肺纹理增多，主动脉迂曲，两肺上叶轻度肺水肿；声门前端见肉芽，喉梗阻分级Ⅰ级。血常规、血生化、凝血功能正常，心电图正常。 3. 麻醉评分：ASA Ⅱ级，气道评估 Mallampati 分级Ⅰ级，术前禁食 8 小时、禁饮 4 小时。 4. 患者沟通良好，因有全麻咽喉手术史故对麻醉及手术过程较熟悉，对自身健康状况有信心。 5. 术晨刷牙，术晨口服降压药，术前排尿
	护理诊断	1. 有气道受伤的危险：与 CO_2 激光手术过程中氧气浓度过高可能着火有关。 2. 有围手术期体位损伤的危险：与全身麻醉，喉部手术卧位要求头面部及双手包裹有关。 3. 有窒息的危险：与术后切口水肿，血压过高，引起切口出血，分泌物过多有关。
	护理目标	1. 通过有效的护理干预，无气道损伤。 2. 通过有效的护理措施，未发生与手术卧位有关的神经肌肉损伤。 3. 血压稳定，伤口无水肿、出血，无窒息
	护理措施	1. 妥善固定气管导管，用 3M 贴加固，气管导管宁深勿浅。 2. 气管导管套囊充气饱和，囊内压力不超过 30 cmH_2O。 3. 呼吸管路延长管连接，胶布固定 4. 术中使用激光前，吸入气体中氧气百分含量（FiO_2）<30%，并且没有使用笑气。 5. 用维生素 A 棕榈酸酯眼用凝胶保护眼睛，用 3M 贴保持眼睛处于闭合状态，头面部手术时防止消毒液进入眼睛。手术单包裹头面部时避免过紧压迫耳朵和眼睛。 6. 妥善固定静脉输液管路，检查微量注射泵延长管的连接是否完好，避免输液延长管卡夹压迫局部皮肤，双上肢伸直用中单包于身体两侧

续表

科别	耳鼻喉科 ENT department
手术名称	经支撑喉镜 CO_2 激光喉部肿物切除术 Anesthesia Nursing in CO_2 laser therapy for laryngeal papillomatosis removal with laryngoscope
麻醉方式	插管全麻 Intubation general anesthesia
术中卧位	平卧位 Supine position
护理要点	护理措施：7. 术中注意保暖，避免非手术视野皮肤暴露，避免患者皮肤与金属物接触。 8. 支撑喉镜放置时要注意保护口唇皮肤，支架应以板夹和软垫衬垫，切忌直接作用于局部皮肤。 9. 诱导期及时给予面罩加压给氧，配合医师气管插管，妥善固定，监测并记录麻醉机呼吸参数，发现异常及时通知医师并配合处理。 10. 术中严密监测导管位置，及时清理呼吸道。 11. 术毕拔除气管导管后，面罩给氧，监测呼吸和 SpO_2。 12. 床头抬高 30 度，患者取舒适卧位，评估患者疼痛情况，遵医嘱给予止痛药物，控制血压。 13. 恢复室给予加湿喷雾瓶进行氧气湿化治疗，以减少患者术后咽喉不适，避免剧烈咳嗽，防止创面出血 护理评价：1. SpO_2 维持在 100%，护理干预措施有效，无气道着火。 2. 术中妥善保护肢体，受压处用棉垫保护，未发生体位性损伤。 3. 切口未发生水肿、出血，患者掌握有效的咳嗽方法，未发生窒息
备注	医师情况：外科医师要求房间内的人员与操作者保持一定距离，防止操作者在激光操作过程中受到干扰，造成激光治疗位置发生偏移。

拓·展·习·题

1.（单选题）术前胃肠道准备，成人的禁食、禁饮时间是（　　）

A．6～8 h、6 h

B．4～8 h、4 h

C．8～12 h、4 h

D．6～12 h、8 h

2.（单选题）五官科手术开始使用支撑喉镜时，要警惕心率发生什么变化？（　　）

A．变快

B．变慢

拓·展·习·题

C．先快后慢

D．不变

3．（单选题）手术开始使用支撑喉镜时，患者心率发生变化的原因是（　　）

    A．喉上神经反射

    B．迷走神经反射

    C．喉返神经反射

    D．舌咽神经反射

4．（单选题）悬雍垂腭咽成形术等咽喉部手术，气管导管固定深度的原则是（　　）

    A．正常深度

    B．宁深勿浅

    C．宁浅勿深

    D．小于22 cm

5．（单选题）插管时，导管过声门（　　）时应当协助医师拔除管芯，减少气道黏膜损伤。

    A．1 cm

    B．2 cm

    C．3 cm

    D．4 cm

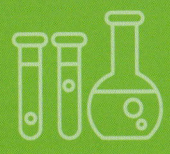

第二节 经尿道前列腺电切术麻醉护理配合

Section 2　Anesthesia Nursing in transurethral resection of the prostate

于建海　|　主管护师

目的

1. 透过麻醉护理个案报告，麻醉护士能够快速地引导上手相关术中配合。
2. 通过麻醉护理个案的阐述与总结，希望为麻醉护士在今后的护理工作中提供可借鉴的思路和方案。

配合流程（图片）

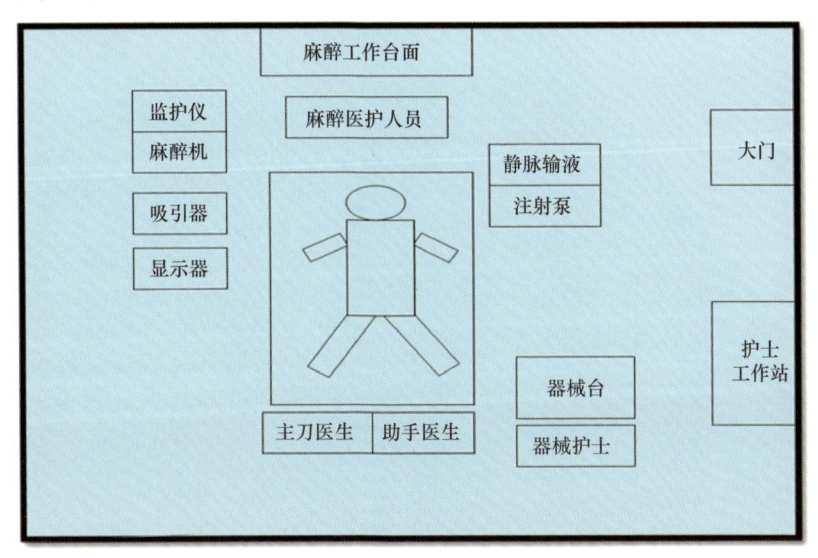

术中示意图

术中流程

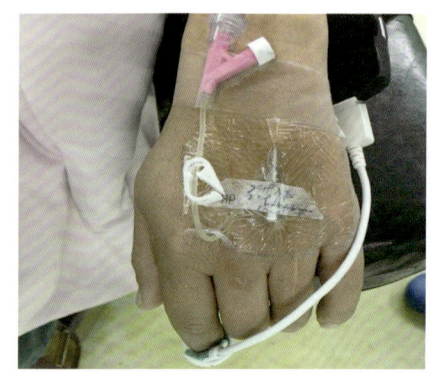

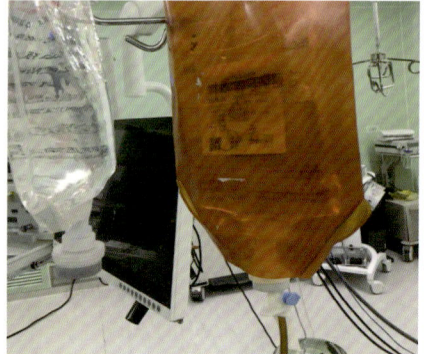

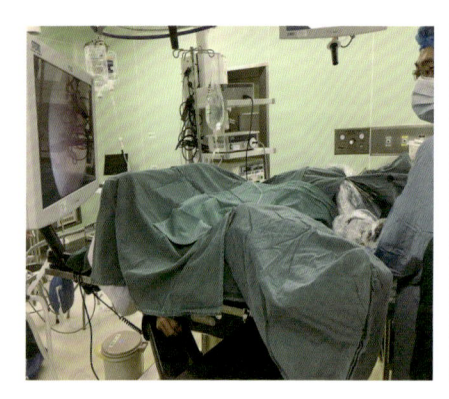

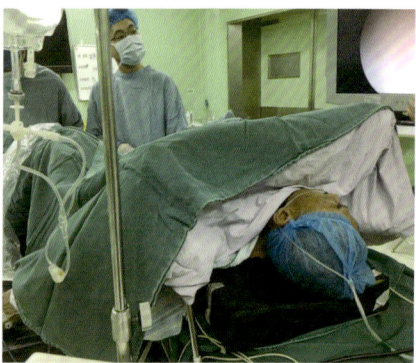

外科与麻醉的配合图示

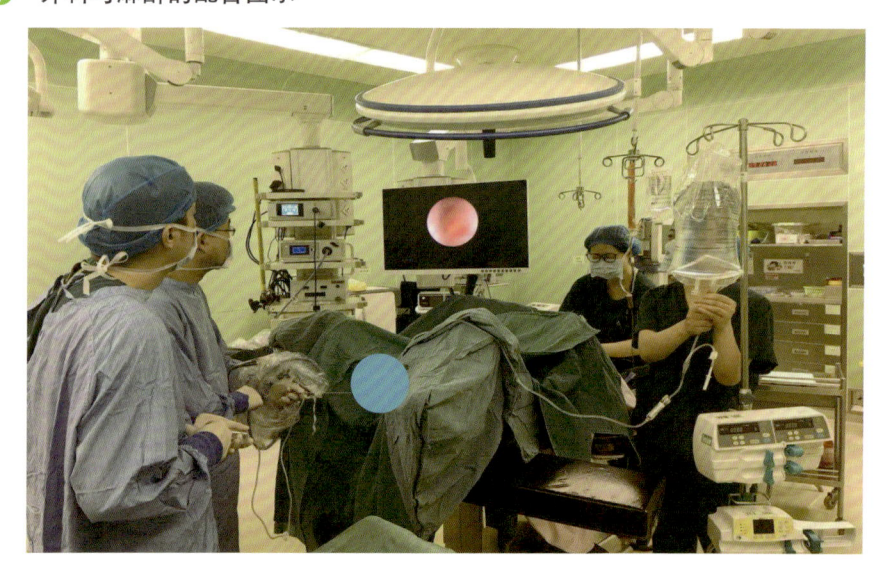

配合注意事项

科别	泌尿外科 Urology surgery
手术名称	经尿道前列腺电切术 Transurethral resection of prostate（TURP）
麻醉方式	腰硬联合 Combined spinal and epidural
术中卧位	截石位 Lithotomy position
麻醉前评估	1. 一般情况：患者男性，71岁，因"反复排尿困难6年"于2018年11月2日就诊，门诊拟"良性前列腺增生"收住入院。 2. 既往史：高血压病史多年，口服硝苯地平控制，无糖尿病、冠心病，否认药物、食物过敏史，无手术史，无遗传病史，无烟酒史。 3. 生命体征：T：36.4 ℃，HR：80次/分，RR：18次/分，BP：152/91 mmHg，身高：172 cm，体重：53 kg。 4. 一般体格检查：神志清、精神可、营养良好、配合良好。 5. 术前检查：实验室检查、心电图、超声心动图、下肢血管超声和胸片均未见明显异常，术前血钠浓度为134 mmol/L。 6. 麻醉分级：ASA Ⅱ级。术前禁食8小时、禁饮4小时，嘱家属监督其完成术前禁食、禁饮要求。 7. 椎管内麻醉评估：穿刺部位皮肤完好，无破损，无腰椎间盘突出，无坐骨神经痛疾病，患者能配合侧卧位麻醉体位。 8. 气道评估：头颈活动度正常，无颈椎病，无义齿和松动牙齿，Mallampati分级Ⅰ级，张口度3横指。 9. 其他：双上肢艾伦（Allen）试验正常
准备用物	1. 环境及用物准备。 （1）～（6）参照第一节内容。 （7）鼻氧管或吸氧面罩持续给氧。 （8）腰硬联合包、3M贴、硬膜外固定无菌敷贴、胶布、硬膜外自控镇痛泵（PCEA）组套。 （9）动脉穿刺相关：动脉传感器，加压袋，透明贴膜，血气采血针，一次性动脉穿刺针，10 ml注射器，肝素钠，0.9% NS 250 ml，接监护仪缆线校零后备用。 （10）截石位保暖腿套，手术体位保护大约束带。 2. 药物准备。 （1）常规准备：阿托品0.5 mg/ml、麻黄碱6 mg/ml。 （2）麻醉药品：布比卡因，利多卡因，罗哌卡因，10% GS、0.9% NS 10 ml等； （3）利尿剂（呋塞米2～3支）。 （4）高钠注射液：10% NaCl（备用）。 （5）血管活性药：去氧肾上腺素、肾上腺素、硝酸甘油等

续表

科别	泌尿外科 Urology surgery
手术名称	经尿道前列腺电切术 Transurethral resection of prostate（TURP）
麻醉方式	腰硬联合 Combined spinal and epidural
术中卧位	截石位 Lithotomy position
麻醉过程	**麻醉诱导期** 1. 手术安全核查。 （1）患者入室，安全过床，心电监护，双鼻塞吸氧。 （2）麻醉医护人员、巡回护士、外科医师三方共同执行术前安全核查。 2. 麻醉护士：做好麻醉前准备，协助麻醉医师完成腰硬联合穿刺。 （1）患者入室后安抚患者，介绍环境及操作步骤，降低患者的紧张焦虑情绪。 （2）连接心电监护设备，检查静脉通路是否通畅。 （3）进行有创动脉穿刺，监测动脉血压（ABP），并做第一次血气分析。 （4）协助麻醉医师为患者摆侧卧位，使其双下肢弯曲卷起，双手抱膝盖，低头看腹部，成椎管内麻醉穿刺体位。 （5）协助麻醉医师固定硬膜外管路，使用3M贴、无菌敷料及胶布固定牢靠，防止脱管以便于术后用PCEA镇痛。 （6）麻醉穿刺成功后，协助患者恢复平卧位，测试患者麻醉平面。 （7）与巡回护士共同做好皮肤压力性损伤的预防措施。 （8）协助医师为患者摆放截石位，及时给患者保暖，头部用温包布包裹，上半身用暖风机（38 ℃）持续保暖，外科医师酌情用弹力绷带缠绕双下肢，防止双下肢水肿及血栓形成，并给患者套保暖腿套 **麻醉维持期** 1. 术中严密监测患者生命体征及体温。 2. 使用输液加温设备输液，保持静脉通路通畅；嘱巡回护士采用温冲洗液进行术中冲洗，预防低体温。 3. 必要时遵医嘱使用呋塞米，促进水分排出，防止稀释性低钠血症的发生。 4. 密切观察冲洗流出液的颜色、量，及时进行血气分析，监测酸碱平衡及水电解质情况，评估患者出血情况，必要时进行输血。 5. 密切关注患者是否有烦躁不安，恶心呕吐，血压升高，脉搏减慢，呼吸困难等情况，警惕经尿道前列腺电切术综合征，发现异常立即报告麻醉医师，并配合医师给予积极的处理。 6. 根据手术时间观察麻醉平面及患者感觉，必要时配合麻醉医师硬膜外增加麻醉药物，确保手术顺利进行

续表

科别	泌尿外科 Urology surgery
手术名称	经尿道前列腺电切术 Transurethral resection of prostate（TURP）
麻醉方式	腰硬联合 Combined spinal and epidural
术中卧位	截石位 Lithotomy position

麻醉过程	麻醉苏醒期	1. 嘱巡回护士将患者双腿每间隔5分钟依次恢复水平位，期间观察血流动力学情况。 2. 翻身查看硬膜外管路是否牢固、通畅，移床时注意保护硬膜外管路，移床后连接硬膜外镇痛泵并检查是否通畅。 3. 完善麻醉记录，送入PACU观察
	麻醉恢复期	1. 注意保暖，观察患者是否出现寒颤并及时汇报给麻醉医师进行处理。 2. 及时查看患者膀胱充盈度，观察冲洗引流是否通畅，及尿袋引流液颜色、量，评估出入量。 3. 关注患者是否出现膀胱痉挛，配合医师处理。 4. 做好疼痛评估，遵医嘱给予镇痛药物。 5. 嘱患者麻醉消退后，双下肢可以活动时注意固定尿管的下肢不可过度活动，防止因三腔气囊导尿管移位引起出血，翻身活动宜轻柔。 6. PCEA镇痛泵粘贴特殊标识，给予PCEA使用宣教，再次确认硬膜外导管是否牢固、通畅。 7. 翻身查看是否有皮肤压力性损伤（双下肢后侧部位、腰背部及臀部，若压红及时给予翻身以达到局部减压的目的）。 8. 复测动脉血气，由麻醉医师综合评估后，遵医嘱拔除动脉置管，压迫止血。 9. 术后进行健康宣教并指导家属为患者按摩双下肢，防止下肢深静脉血栓的形成；宣教术后平卧的注意事项

护理要点	护理评估	1. 生命体征：T: 36.4℃, HR: 80次/分, RR: 18次/分, BP: 152/91 mmHg, 身高: 172 cm, 体重: 53 kg。 2. 麻醉评分：ASA Ⅱ级。 3. 手术患者压疮风险评估：7分（高风险）。 4. 深静脉血栓Autar评分：8分（低危）。 5. 给予术前宣教，使患者及家属理解术前禁食、禁饮的重要性；了解麻醉方式及体位摆放，了解术后麻醉消退及引流管情况，平静合作
	护理诊断	1. 有体温过低的危险：与年龄、手术室环境、术中大量冲洗及手术部位暴露有关。 2. 有皮肤完整性受损的危险：与年龄大、身体瘦弱、术中长期体位压迫、冲洗液致手术单潮湿有关。 3. 潜在并发症——TURP综合征：与术中大量灌洗液吸收到血循环，导致血容量过多及稀释性低钠血症有关。

科别	泌尿外科 Urology surgery	
手术名称	经尿道前列腺电切术 Transurethral resection of prostate（TURP）	
麻醉方式	腰硬联合 Combined spinal and epidural	
术中卧位	截石位 Lithotomy position	
护理要点	护理目标	1. 患者体温（腋温）不低于 36.0 ℃。 2. 患者配合评估工作，参与预防压疮，能说出原因和预防措施，皮肤未发生压力性损伤。 3. 严密监测生命体征，尽早发现 TURP 早期表现，配合麻醉医师处理
	护理措施	1. 术前调节手术室室温，以 24 ℃为基准根据患者体感随时调节温度。 2. 麻醉诱导后采用充气式加温毯，温度设置为 38～40 ℃，给予患者术中上半身保温、温包布头部保温、双下肢腿套保温。 3. 使用输液加温仪，温度设置在 40 ℃左右。 4. 术中持续监测体温 5. 术中使用的冲洗液均预先放置于恒温箱内加热。 6. 术后恢复室持续保暖：继续使用充气式保温装置保温，温度设置为 38～40 ℃。 7. 翻身及平移时注意避免拖、拉、拽等动作，保持手术床单平整、干燥、整洁。 8. 双上肢外展置于手架上，双下肢置于截石位腿架上，使用医用凝胶果冻垫垫在双上肢和腘窝处，骶尾部贴减压贴保护。 9. 提醒巡回护士关注冲洗液，尽量避免液体弄湿手术单。 10. 恢复室翻身观察患者皮肤，压红处可使用红霉素软膏涂抹处理。 11. 密切关注手术时间，注意冲洗的出入量。 12. 严密监测患者生命体征，做好记录，如患者出现烦躁不安，恶心呕吐，血压升高，脉搏减慢，呼吸困难等情况，要警惕 TURP 综合征发生，及时报告医师并配合处理。 13. 遵医嘱进行血气分析，评估酸碱平衡及水电解质水平，如有异常及时汇报麻醉医师纠正水电解质紊乱
	护理评价	1. 患者围手术期体温维持在 36.0 ℃以上。 2. 患者围手术期皮肤完整，未发生压力性损伤。 3. 患者术中生命体征平稳，未出现 TURP 综合征

拓·展·习·题

1.（单选题）前列腺电切术中，最常见的并发症是（　　）

　A．稀释性低钠血症

　B．呼吸道症状

　C．循环系统的改变

　D．膀胱穿孔

2.（单选题）前列腺电切术术中体位通常是截石位，那么截石位的常见并发症是（　　）

　A．周围神经损伤

　B．血管受压

　C．软组织损伤、体位性低血压

　D．以上全是

3.（单选题）截石位手术的患者，术毕为防止低血压出现，双腿放下的间隔时间应为（　　）

　A．10分钟　　　　　　　　B．15分钟

　C．5～10分钟　　　　　　D．30分钟

4.（单选题）以下预防和控制低体温发生的措施正确的是（　　）

　A．术前评估

　B．输入的液体加温至40 ℃左右

　C．使用加温设备的体表加温

　D．以上全对

5.（多选题）以下符合TURP综合征表现的有（　　）

　A．初期血压升高，心率减慢，后期血压下降

　B．烦躁不安，意识障碍，恶心呕吐，头痛，视物模糊

　C．呼吸困难，紫绀缺氧

　D．低钠血症

第三节　微创房间隔缺损修补术麻醉护理配合

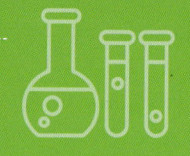

Section 3　Anesthesia Nursing in minimally invasive atrial septal defect repairment

施婕 ｜ 南京市第一医院

目的

1. 透过麻醉护理个案报告，麻醉护士能够快速地引导上手相关术中配合。
2. 在个案报告中，医护人员相互学习，查缺补漏，促进标准化、精细化诊疗。

配合流程（图片）

用物检查（环境准备）

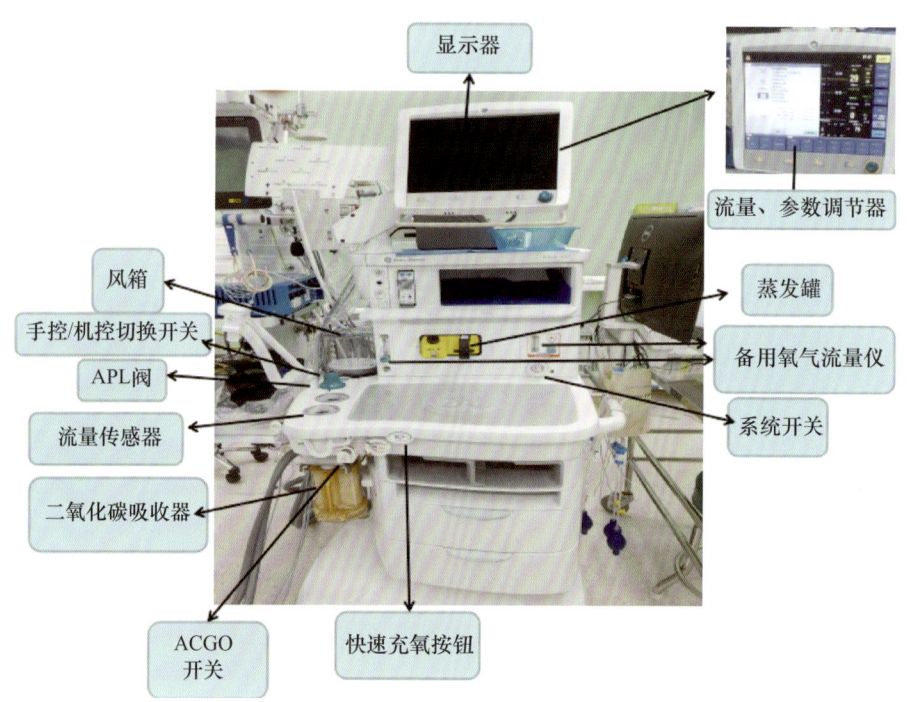

图示标注：显示器、流量、参数调节器、蒸发罐、备用氧气流量仪、系统开关、快速充氧按钮、ACGO 开关、二氧化碳吸收器、流量传感器、APL 阀、手控/机控切换开关、风箱

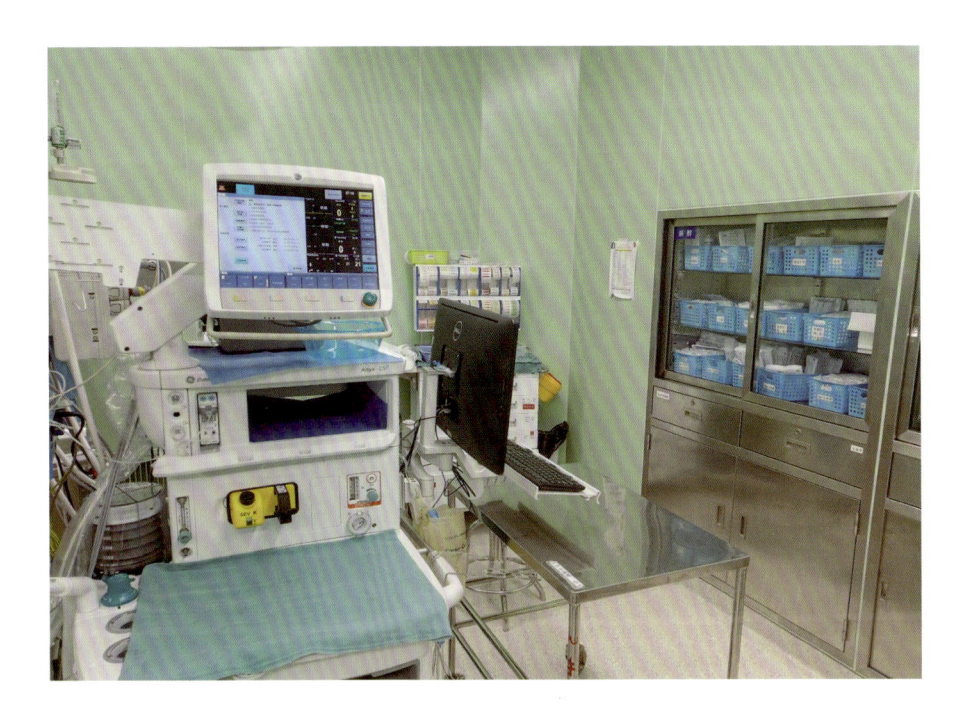

● 药品标签

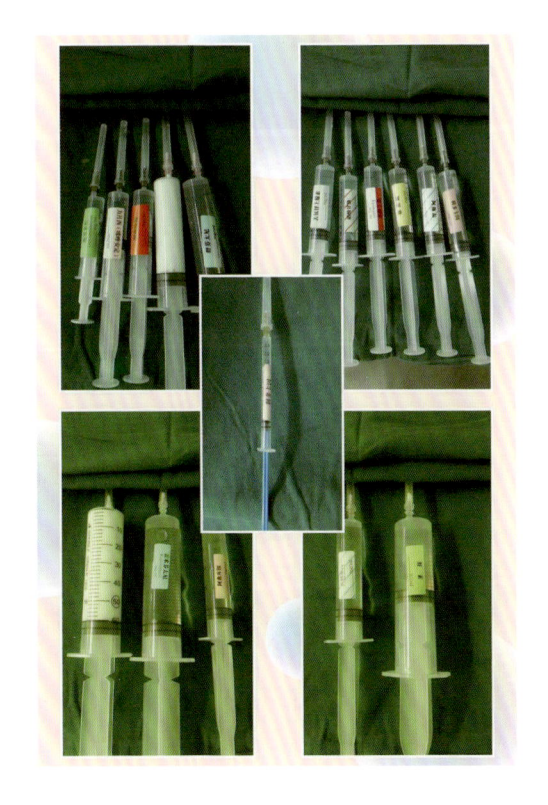

术中示意图

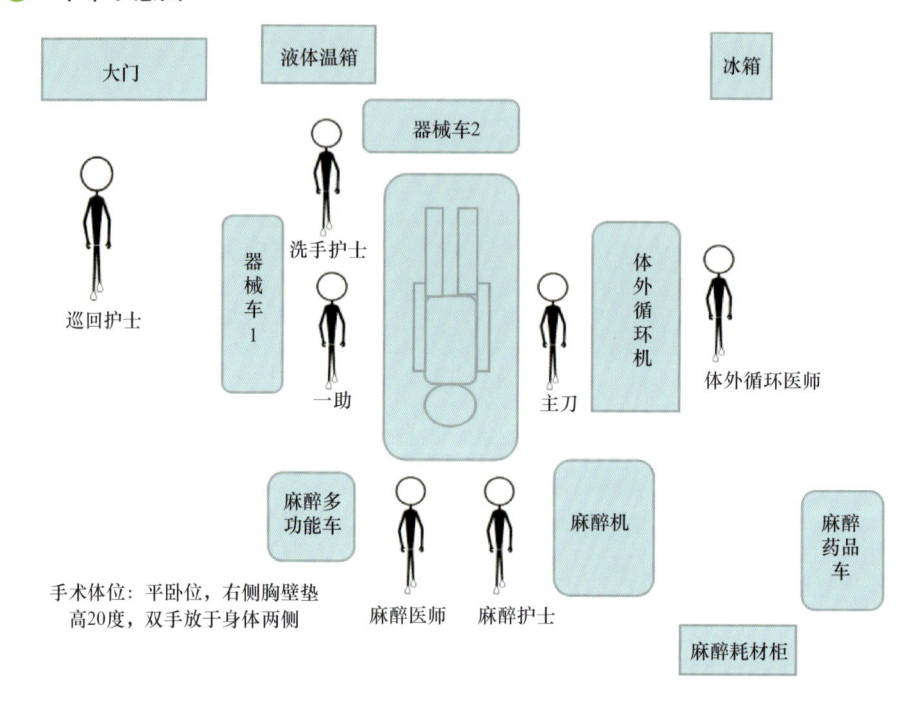

大门　　液体温箱　　冰箱

器械车2

巡回护士　　器械车1　　洗手护士　　一助　　主刀　　体外循环机　　体外循环医师

麻醉多功能车　　麻醉医师　　麻醉护士　　麻醉机　　麻醉药品车

麻醉耗材柜

手术体位：平卧位，右侧胸壁垫高20度，双手放于身体两侧

术中流程

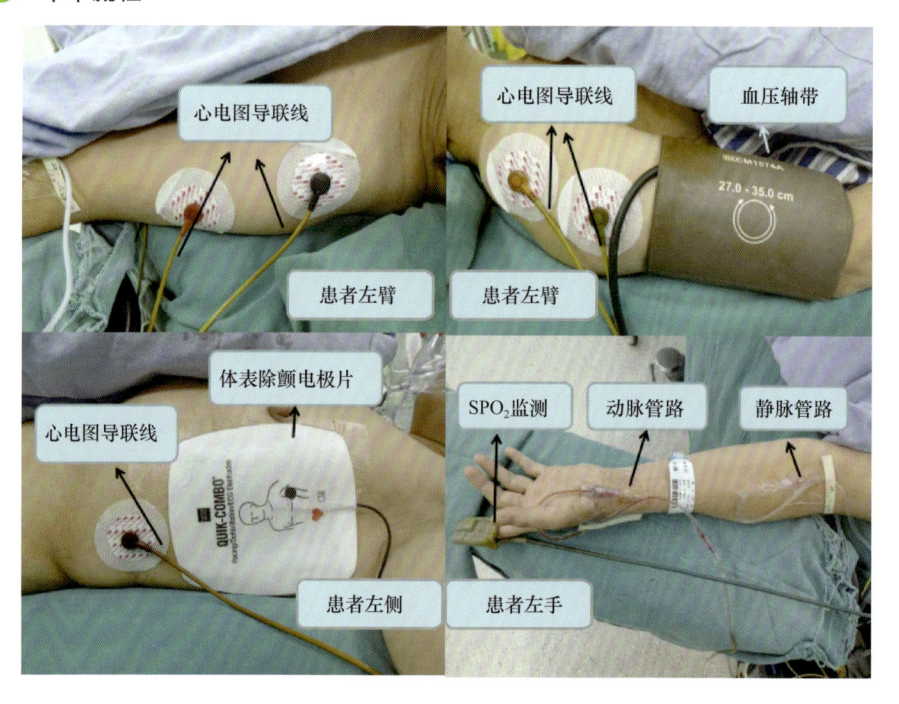

心电图导联线 — 患者左臂

心电图导联线　血压轴带 27.0 - 35.0 cm — 患者左臂

心电图导联线　体表除颤电极片 — 患者左侧

SPO$_2$监测　动脉管路　静脉管路 — 患者左手

第一章 麻醉护理个案实例

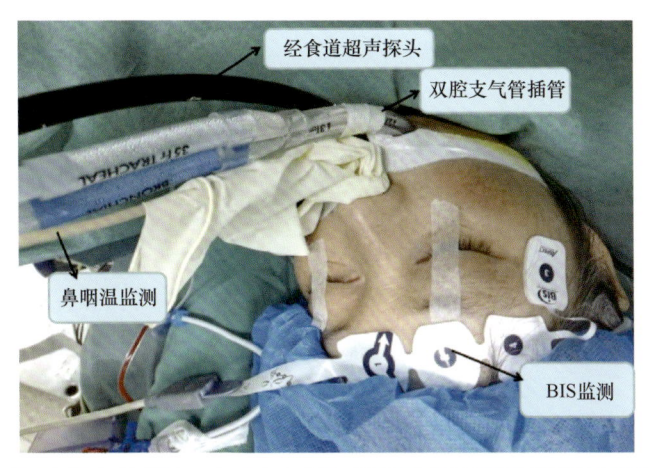

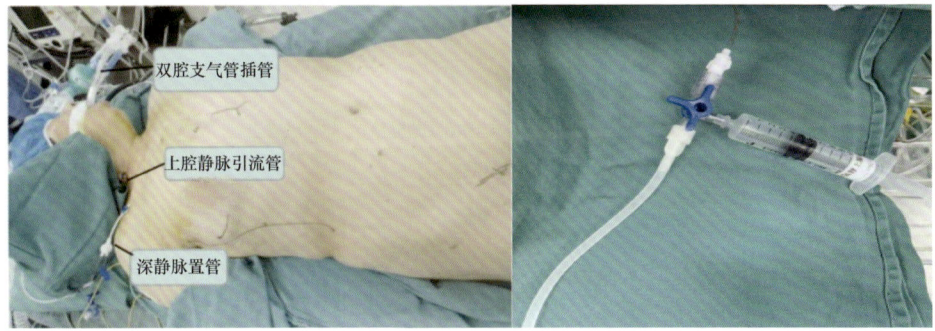

● 外科与麻醉的配合图示

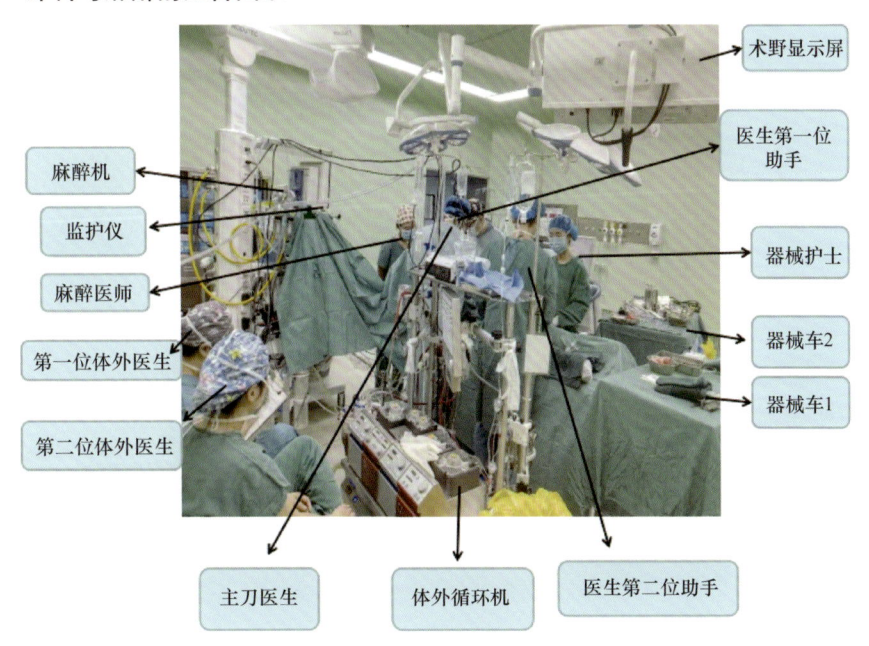

配合注意事项

科别	心胸外科 Cardiothoracic surgery
手术名称	微创房间隔缺损修补术 Minimally invasive atrial septal defect repairment
麻醉方式	全身麻醉 General anesthesia
术中卧位	仰卧位，右侧胸壁垫高20度 Supine position，the right chest wall is raised 20 degress
麻醉前评估	1. 一般情况：患者女性，31岁，身高156 cm，体重55 kg，体质指数（BMI）22。 2. 现病史：因"体检发现先天性心脏病1月"收住入院，既往体健。 3. 术前检查。 （1）心电图：不完全性右束支传导阻滞。 （2）心脏彩超：房间隔中部连续中断，最大断距约40 mm。先天性心脏病，房间隔缺损（左向右分流）。二、三尖瓣轻度返流，肺动脉高压（轻度），射血分数（EF）64%。 （3）胸部CT：左肺下叶炎症，心脏增大，肺动脉干增粗。 （4）实验室检查。①血红蛋白（Hb）：137 g/L；②红细胞压积（HCT）：0.29 L/L；③血小板计数（PLT）：183×10^9/L；④凝血酶原时间（PT）：12.40 s；⑤活化部分凝血活酶时间（APTT）：27.30 s；⑥肝功能：丙氨酸氨基转移酶（ALT）17.00 U/L，门冬氨酸氨基转移酶（AST）18.00 U/L；⑦肾功能：血尿素氮（BUN）5.30 mmol/L，尿肌酐（Cr）64.00 µmol/L。 4. 一般体格检查：神志清、精神可、营养良好、配合好。 5. 气道评估：头颈活动度正常、无义齿和松动牙齿、Mallampati分级Ⅰ级、张口度3横指。 6. 双上肢Allen试验正常
准备用物	1. 环境准备。 调节室温至22～24 ℃；打开水温毯，温度调节为38 ℃，准备温包布单，液体加温装置备用。 2. 药品准备。 （1）麻醉诱导药物：地塞米松10 mg、力月西1 mg/ml*10 ml、舒芬太尼10 µg/ml*20 ml、注射用顺阿曲库铵2 mg/ml*10 ml、丙泊酚200 mg。 （2）麻醉维持药：丙泊酚600 mg、瑞芬太尼0.1 mg/ml*40 ml、注射用顺阿曲库铵2 mg/ml*20 ml。 （3）血管活性药物及抗心律失常的药物：去氧肾上腺素100 µg/ml*10 ml、硝酸甘油100 µg/ml*10 ml、肾上腺素10 mg/ml*10 ml、麻黄碱3 mg/ml*10 ml、利多卡因200 mg、阿托品0.1 mg/ml*5 ml。 （4）其他：肝素1000 U/ml*36 ml（肝素化用）、20 mg利多卡因（动脉穿刺局麻用）、250 ml NS（含肝素1000 U，用于压力传感器配置）、500 ml NS（内含肝素2 5000 U，用于自体血回输）、氨甲环酸0.5 g/瓶*5瓶、鱼精蛋白（与肝素1∶1使用）。 （5）特殊：地尔硫卓、前列地尔各备1支。 3. 仪器准备。 （1）麻醉机开机自检，处于备用状态（麻醉机管路一套、一次性使用热湿交换器、中号面罩。 （2）手术室监护仪待机[含有两路有创压力线，双头压力传感器分别连接动脉血压（ABP）和中心静脉压（CVP）的压力连接线，传感器零点固定于心脏水平位置，调零后备用]

续表

科别	心胸外科 Cardiothoracic surgery
手术名称	微创房间隔缺损修补术 Minimally invasive atrial septal defect repairment
麻醉方式	全身麻醉 General anesthesia
术中卧位	仰卧位，右侧胸壁垫高20度 Supine position, the right chest wall is raised 20 degress
准备用物	（3）血液回输机安装好备用，调节负压在150 mmHg以下。 （4）活化凝血时间（ACT）监测仪开机预温，处于备用状态。 （5）除颤仪处于备用状态（体表除颤电极片）。 （6）可视喉镜及吸引器处于备用状态（喉镜叶片）。 （7）听诊器、纤维支气管镜处于备用状态。 （8）输液泵开机处于备用状态。 （9）BIS监测仪（BIS电极片）处于备用状态。 （10）经食道超声机及经食道超声探头处于备用状态（耦合剂）。 （11）起搏器处于备用状态。 （12）转运患者监护仪处于备用状态。 4．耗材准备 （1）动脉穿刺及监测相关用物：穿刺针、贴膜、10 ml空针、血气针、2 ml空针、ACT试管、压力传感器（双头）、加压袋、绢丝胶布。 （2）左35号双腔支气管插管、7.0号气管插管、吸引器、双腔支气管插管吸痰、成人吸痰管。 （3）中心静脉穿刺包。 （4）消毒包：消毒碗+环钳、小纱布、四块开刀巾、圆针+7号线、针持。 （5）上腔静脉引流管一套（18 Fr）。 （6）镇痛泵组套
麻醉过程	麻醉诱导期	1．外科医师。 （1）麻醉前确认手术方式为微创，并做好手术部位标记。 （2）按要求执行手术安全核查。 2．手术护士。 （1）准备好微创手术用物。 （2）按要求执行手术安全核查。 （3）患者入室后，开放外周静脉，留置测温尿管，右侧胸骨下垫软垫。 3．麻醉医师。 （1）按要求执行安全核查。 （2）双腔支气管插管，用纤维支气管镜定位，封堵右侧支气管。 （3）右锁骨下静脉穿刺置管及右颈内静脉穿刺置入体外循环上腔静脉引流管。 4．麻醉护士。 （1）患者入室后再次进行心理护理，告知患者现在需要配合医师进行心电监护，开放静、动脉，麻醉诱导前要大口深呼吸；有创操作前要告知患者，减轻其焦虑。 （2）贴心电电极片（避开切口，LA和LL贴在左手上臂外缘，V贴在左侧胸壁，RA和RL贴在右手上臂外缘）；按要求贴好体表除颤电极片（位置为心尖部及左侧肩胛下角），并与除颤仪相连

科别	心胸外科 Cardiothoracic surgery
手术名称	微创房间隔缺损修补术 Minimally invasive atrial septal defect repairment
麻醉方式	全身麻醉 General anesthesia
术中卧位	仰卧位，右侧胸壁垫高 20 度 Supine position，the right chest wall is raised 20 degress
麻醉诱导期	（3）进行动脉穿刺置管，完成后，测血气及 ACT 值。 （4）麻醉诱导期间将急救药品备在麻醉医师身边，插管前再次确认吸引器及双腔支气管吸痰管已备好；在麻醉医师将双腔支气管插入声门后，拔出管芯的同时协助麻醉医师向左旋转并顺势插入导管，先对白色套囊（气管）后对蓝色套囊（支气管）充气；协助麻醉医师用听诊器及纤维支气管镜确认导管深度及位置，定位过程中妥善固定好双腔支气管。 （5）提醒麻醉医师在体外循环上腔静脉穿刺置管前放入经食道超声探头。 （6）提醒麻醉医师在体外循环上腔静脉引流管扩皮后要给患者小剂量肝素化，并且置管完成后至外科医师消毒铺单完成前，注意保持上腔静脉引流管道无菌。 （7）做好 CVP 压力监测及鼻咽温度监测，关注患者体温情况，按要求及时使用抗生素。 （8）巡回护士摆放体位时，注意用软垫保护患者颈部，贴胶布保护眼睛，注意保护左耳，避免受压。 （9）整理好各种管道，贴好标识
麻醉维持期	1．手术切皮前遵医嘱静脉注射舒芬太尼注射液 50 μg，加深麻醉。 2．手术开始后为了暴露术野，实行单肺通气（左侧）保证右肺塌陷，单肺通气期间实行肺通气保护策略，遵医嘱调节参数 VT：300 ml，f：14 次 / 分，注意观察患者氧合情况，观察气道压的变化情况（＜ 40 cmH$_2$O），根据血气分析结果并调整相关呼吸参数，必要时给予吸痰护理。 3．观察患者体温变化，必要时采取相应措施。 4．心包打开后，遵医嘱给予患者肝素化（体重 *300 U），肝素给完后停止无创血压测量。 5．肝素给完 3 分钟后，遵医嘱输注氨甲环酸（4 mg/kg），测量 ACT 值，若小于 480 秒，则遵医嘱追加肝素。 6．体外循环动脉插管前，遵医嘱给予降压药，将血压维持在收缩压 90 mmHg 左右。 7．体外循环转机全流量后，停呼吸（将麻醉机调成手控模式），调整为心肺转流模式，氧气流量调成 0.2 L/min 维持。 8．体外循环全流量后，将接入中心静脉的液体关闭，主动脉开放后再打开。 9．缝闭左心房时，遵医嘱少量多次鼓肺（将 APL 压力阀调至 30），排出左心房内的气体；主动脉开放后及时恢复机控呼吸。 10．发生室颤时，给予抗心律失常药物无效后，通过体表除颤电极除颤。 11．体外循环停机前准备好鱼精蛋白（与肝素 1∶1 拮抗）

麻醉过程

续表

科别	心胸外科 Cardiothoracic surgery
手术名称	微创房间隔缺损修补术 Minimally invasive atrial septal defect repairment
麻醉方式	全身麻醉 General anesthesia
术中卧位	仰卧位，右侧胸壁垫高20度 Supine position, the right chest wall is raised 20 degress

麻醉过程	麻醉维持期	12. 术中失血及体外循环管道内的血液及时用血液回输仪回收并清洗后再输回患者体内。 13. 体外循环机将血加压后输入到患者体内，输完后测血气及ACT值，对比术前ACT值，遵医嘱确定是否需要追加鱼精蛋白。 14. 体外循环停机后需持续使用的血管活性药物，要提前备好，避免更换药物对患者的血压造成影响。 15. 术中严密监测生命体征变化，注意心电图的变化，注意动脉波形的变化，当不规则波波幅大小不等时，警惕心律失常的发生。 16. 严格执行"三查七对"，与医师双人核对，保证用药的准确。 17. 胸骨闭合后，取出经食道超声探头，清洗，消毒。
	麻醉苏醒期	1. 术毕配合麻醉医师更换7.0号单腔气管插管。 2. 转运患者至PACU时，注意转运监护仪上显示的生命体征平稳后再搬运患者，保持管路通畅，血管活性药物备在身边。 3. 与PACU交接班时，注意过床后确认生命体征平稳后，再进行皮肤等其他交接
	麻醉恢复期	术后早期拔管，指导患者进行肺功能锻炼：有效咳嗽和使用肺功能呼吸训练器

护理要点	护理评估	1. 生命体征：T: 36.5℃, HR: 84次/分, RR: 18次/分, BP: 104/74mmHg, 身高: 156cm, 体重: 55kg, BMI: 22。 2. 既往体健，无过敏史，无手术史，无吸烟饮酒史、心功能Ⅰ级。 3. 麻醉分级：ASA Ⅲ级。 4. 手术患者压疮风险评估（Braden）: 7分（高风险）。 5. 深静脉血栓Autar评分：8分（低危）。 6. 术前访视时教会患者肺功能锻炼的方法：有效咳嗽和使用肺功能呼吸训练器。 7. 双上肢Allen试验正常
	护理诊断	1. 焦虑：与陌生环境、不了解手术和麻醉相关知识、担心预后有关。 2. 有感染的危险：与手术后免疫机制下降有关。 3. 有体温平衡失调的危险：与术前肺部感染，术中体外循环降温及手术时间过长有关。 4. 清理呼吸道低效或无效：与术前肺部感染，术中长时间单肺通气，术后切口疼痛有关

续表

科别	心胸外科 Cardiothoracic surgery	
手术名称	微创房间隔缺损修补术 Minimally invasive atrial septal defect repairment	
麻醉方式	全身麻醉 General anesthesia	
术中卧位	仰卧位，右侧胸壁垫高20度 Supine position，the right chest wall is raised 20 degress	
护理要点	护理目标	1. 患者生理和心理舒适感增加，知晓减轻焦虑的办法，积极配合手术、麻醉诊疗。 2. 患者能叙述与感染有关的危险因素和预防知识，未出现新的感染，切口愈合良好。 3. 体温得到有效控制，处于正常范围内。 4. 未发生误吸，掌握有效咳嗽的方法，咳嗽有效，呼吸平稳
	护理措施	1. 焦虑。 （1）评估患者焦虑的程度，使用浅显易懂的语句与患者交谈，可以结合实例解答患者问题，增加患者康复的信心。 （2）术前访视时向患者介绍手术室的环境，以及需要患者配合的麻醉相关操作，耐心解答患者的疑问。 （3）向患者介绍术前、术后一些注意事项及术后可能出现的不适感，解释说明应对的方法。 （4）指导患者采取有效减轻焦虑的措施，例如：听音乐、芳香疗法等。 2. 有感染的危险。 （1）抗菌药物合理使用，给药前注意双人核对。 （2）指导患者术前防止感冒咳嗽，术后深呼吸及有效咳嗽。 （3）严格遵守无菌操作：给药前注意给药通路的消毒，三通帽下垫无菌巾。 （4）指导患者和陪护人员注意手卫生，注意保暖，如出现发热、尿液浑浊等异常及时通知医师。 （5）术前、术后禁烟，注意饮食卫生，加强营养，鼓励和维持饮食中热量和蛋白质的摄入，促进康复。 3. 有体温平衡失调的危险。 （1）控制室温，手术室采用空气层流系统，保持室温为22～24℃，相对湿度为50%～60%，持续监测体温。 （2）患者入室前开启循环水毯（加温保暖），术中输入温热的液体且用温盐水冲洗，发生低体温时还可应用暖风机调节体温。 （3）体温过高时，及时调节循环水毯进行物理降温或遵医嘱用药。 （4）转运患者的过程中，注意加盖被褥保暖。 4. 清理呼吸道低效或无效。 （1）术前访视时教会患者肺功能锻炼的方法，有效咳嗽：深吸一口气后屏气3～5秒，在胸腔内进行2～3次短促有力的咳嗽，然后进行深咳，张口咳出痰液；术后咳嗽时可双臂交叉怀抱枕头，双手放在对侧肩膀，以减少咳嗽时产生的张力引起的疼痛；使用肺功能呼吸训练器：慢慢用鼻深吸一口气，屏息大约1秒后对着气球口慢慢吹，直到吹不动为止，一日练习数次，以不劳累为准

续表

科别	心胸外科 Cardiothoracic surgery
手术名称	微创房间隔缺损修补术 Minimally invasive atrial septal defect repairment
麻醉方式	全身麻醉 General anesthesia
术中卧位	仰卧位，右侧胸壁垫高 20 度 Supine position，the right chest wall is raised 20 degress
护理要点	护理措施 （2）麻醉前备好吸引器及吸痰管，及时清除患者呼吸道内的分泌物，遵医嘱给药。 （3）术中单肺通气期间，正确调节呼吸参数，保证供氧，必要时及时调整成双肺通气模式。 （4）术中密切观察患者呼吸、心率等变化，发现异常及时汇报麻醉医师。 （5）遵医嘱配置镇痛泵，减轻患者疼痛。 （6）遵医嘱给予气道湿化和雾化吸入治疗，促进痰液的排出。 （7）术后计划休息时间，鼓励患者进行肺功能锻炼和有效咳嗽，肯定患者的努力和进步。 护理评价 1. 患者情绪稳定，掌握自我放松的方法，配合各项诊疗工作。 2. 患者及陪护人员知晓洗手和保暖的重要性，未出现新的感染，切口愈合良好。 3. 体外循环转机前患者鼻咽温度维持在 36.5 ℃，体外循环停机后患者鼻咽温度维持在 36 ℃。 4. 术中患者单肺通气前、中、后呼吸都保持平稳状态，术后有效咳嗽，未发生误吸。

拓·展·习·题

1. （单选题）Allen 试验观察手部转红时间，正常为（　　），平均为（　　），（　　）为可疑，（　　）为血供不足。

   A．<5～7 s，3s，8～15 s，>15 s

   B．<5～8 s，4 s，8～15 s，>15 s

   C．<3～7 s，3 s，7～15 s，>15 s

   D．<6～12 h、8 h，8～15 h，>15 h

2. （单选题）中心静脉零点相当于平卧时（　　）。

   A．腋前线第三肋间水平处

   B．腋前线第四肋间水平处

拓·展·习·题

C. 腋中线第三肋间水平处

D. 腋中线第四肋间水平处

3. （单选题）关于双腔气管导管，下列说法不正确的是（　　）。

　　A. 患者在摆体位前后都要重新听诊或用纤维支气管镜看导管位置是否合适

　　B. 胸科手术使用双腔管的患者在术中吸痰时，主管和左管/右管的吸痰管要分开

　　C. 插管时气囊充气的顺序是先蓝后白

　　D. 气囊充气时，白色气囊一般充气 3～5 ml，蓝色气囊一般充气 2～3 ml

4. （单选题）双腔气管导管插管时，以下关于其位置的说法不正确的是（　　）。

　　A. 气管腔的开口应该位于隆突上 1～2 cm 处

　　B. 支气管腔的前端应该有足够长度进入相应的主支气管

　　C. 支气管套囊充气后不会突出至隆突部或者使隆突部移位

　　D. 纤维支气管镜检查时，从支气管侧进入检查，同时看到隆突和支气管套囊

5. （多选题）动脉波形出现不规则波，波幅大小不等，见于（　　）患者。

　　A. 心肌收缩功能降低　　　　　B. 心律失常

　　C. 主动脉狭窄　　　　　　　　D. 低血压性休克

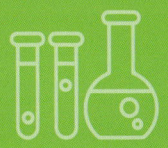

第四节 腰椎滑脱椎弓根螺钉内固定植骨融合术麻醉护理配合

Section 4 Anesthesia Nursing in pedicle screw fixation and lumbar fusion for lumbar spondylosis

李贞姬 | 护师

目的

1. 透过该麻醉护理个案报告，麻醉护士能够迅速了解、学习、思考在俯卧腰椎手术中一系列的具体麻醉配合、外科手术配合是如何有效准备与进行的，减少手术风险、术中应激及患者并发症，确保手术顺利进行，达到加速外科康复理念。
2. 在个案报告中，麻醉护士通过对该手术每个微小环节的掌握，更好地培养麻醉的敏感性，一方面起到缓解麻醉医师压力的作用，另一方面诠释医护人员的精诚合作精神。

配合流程（图片）

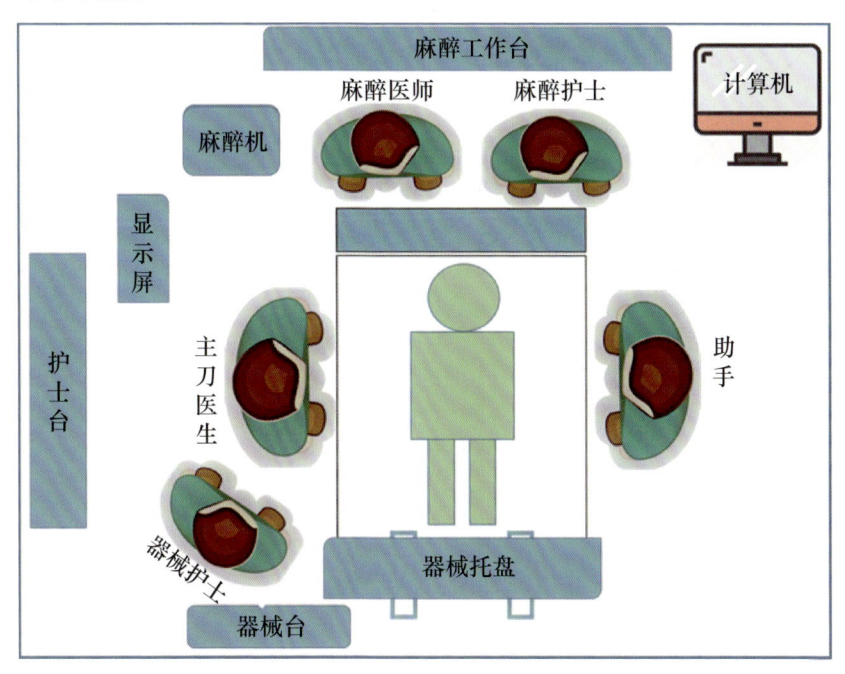

- 术中示意图

术中流程

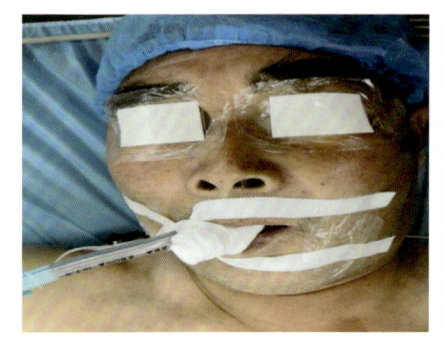

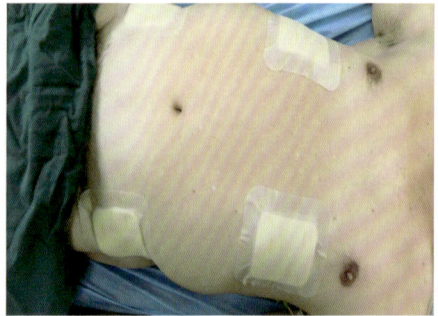

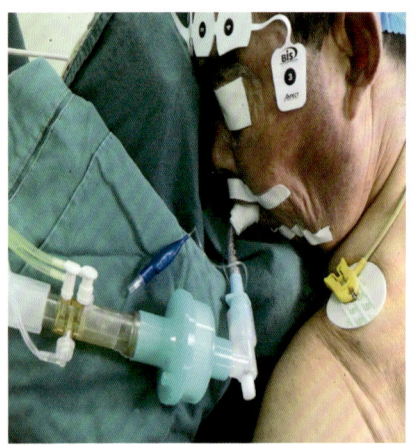

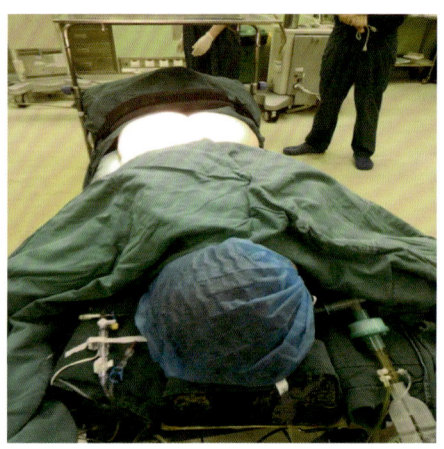

外科与麻醉的配合图示

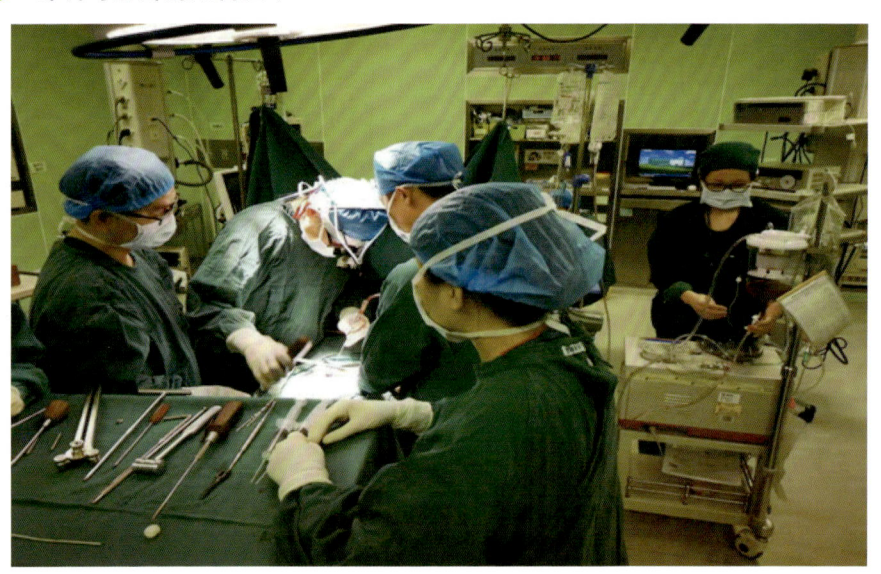

配合注意事项

科别	骨科 Orthpeadic surgery
手术名称	腰椎滑脱椎弓根螺钉内固定植骨融合术 Pedicle screw fixation and lumbar fusion for lumbar spondylosis
麻醉方式	插管全麻 Intubation general anesthesia
术中卧位	俯卧位 Prone position
麻醉前评估	1. 一般情况：患者男性，63岁，身高172 cm，体重76 kg，BMI 25.6。 2. 现病史：患者6月前因不明原因开始出现腰腿痛，近一个月腰腿痛加重并出现左右大腿麻木。门诊拟"椎弓峡部裂、腰椎管狭窄伴椎体滑脱"，收住入院。 3. 既往史：高血压病史多年，口服厄贝沙坦片控制；无手术史、无过敏史、无吸烟和饮酒嗜好、无遗传病史。 4. 术前检查 （1）实验室检查。① PT：10.06 s；②国际标准化值（INR）：0.92；③ APTT：25.90 s；④凝血酶时间（TT）：17.2 s；⑤ PLT：197×10^9/L；⑥ Hb：105 g/L；⑦白蛋白（ALB）：38 g/L。 （2）心电图、超声心动图、下肢血管超声和肺功能均未见明显异常。 5. 生命体征：T：36.4 ℃，HR：74次/分，RR：20次/分，BP：130/76 mmHg。 6. 专科体格检查：CT检查显示L5两侧椎弓峡部裂伴椎体Ⅱ度滑脱。 7. 气道评估：头颈活动度正常、无义齿和松动牙齿、Mallampati分级Ⅰ级、张口度3横指。 8. 麻醉评分：ASA Ⅱ级。 9. 双上肢Allen试验正常。 10. 术前禁食8小时、禁饮4小时，嘱家属监督其完成术前禁食禁饮要求
准备用物	1. 环境及物品准备。 （1）～（9）参照第一节内容。 （10）动脉穿刺相关：动脉传感器，加压袋，透明贴膜，血气采血针，一次性动脉穿刺针，10 ml注射器，肝素钠，0.9% NS 250 ml，接监护仪缆线、校零后备用。 （11）中心静脉置管包（双腔7F）备用。 （12）自体血回输机备用。 （13）镇痛泵（机器、药盒、药品）备用。 （14）棉卷、医用体位凝胶垫、皮肤减压贴备用。 2. 药品准备。 （1）～（4）参照第一节内容。

续表

科别	骨科 Orthpeadic surgery	
手术名称	腰椎滑脱椎弓根螺钉内固定植骨融合术 Pedicle screw fixation and lumbar fusion for lumbar spondylosis	
麻醉方式	插管全麻 Intubation general anesthesia	
术中卧位	俯卧位 Prone position	
麻醉过程	麻醉诱导期	1. 手术安全核查（参照第一节内容）。 2. 配合麻醉诱导。 （1）～（5）参照第一节内容。 （6）气管导管固定完成后，置入棉卷（替代牙垫、预防舌头水肿、吸附口腔分泌物等作用。）。 3. 皮肤及眼睛的保护（参照第一节内容）。 4. 协助麻醉医师超声引导下中心静脉穿刺置管术，记录刻度，妥善固定，监测CVP值。 5. 动脉穿刺置管术，持续监测ABP值，进行血气分析。 6. 协助外科医师轴线翻身摆俯卧位，妥善安置头部于头圈，注意气管导管不可受压打折，注意眼睛切勿受压，BIS贴片接头处用纱布衬垫以免局部皮肤受压，检查耳廓不可弯折，颈椎保持水平位，颈部不可过度旋转。双上肢呈向头端自然伸展动作，安放于两侧手架上，用凝胶垫衬垫，约束带固定。 7. 皮肤与体温保护。 （1）使用下半身暖风毯，输液时使用持续液体加温设备加温，非手术视野暴露皮肤给予温布单保暖，避免皮肤与金属物接触。 （2）翻身前提醒巡回护士，肋骨下缘、髂骨处粘贴减压贴，俯卧位体位垫选择俯卧位凝胶垫，减轻手术中局部皮肤的受压程度。
	麻醉维持期	1. 手术开始前，手术医师、巡回护士、麻醉医师再次进行手术室安全核查；遵医嘱调节麻醉药用量，加深麻醉，持续监测麻醉深度。 2. 严密监测生命体征、气道压、ETCO$_2$，如有异常及时通知医师处理。 3. 密切关注手术进程，每小时统计出入量，正确操作自体血回输机，及时处理储血罐中的血液。 4. 遵医嘱进行血气分析，以监测酸碱平衡、水电解质情况，评估出血情况，如有异常配合麻醉医师及时处理。 5. 注意气管导管及输液管路的位置，保持各管路在位通畅。 6. 遵医嘱按时给予患者镇痛药、肌松药。 7. 遵医嘱配置镇痛泵，术后持续镇痛。
	麻醉苏醒期	1. 先暂时断开输液、麻醉机、ABP监测等管路，再将双上肢紧贴于体侧，协助外科医师轴线翻身呈仰卧位，恢复麻醉机、ABP监测、输液。（本科室使用无线心电图、无线指脉氧不影响翻身） 2. 遵医嘱准备拮抗药物。 3. 清理呼吸道分泌物。 4. 注意皮肤的损伤（眼部及脸部的胶布撕扯要谨慎、动作要温柔）。 5. 评估患者肌力及各项拔管指征，协助麻醉医师拔管 6. 给予面罩吸氧、完善记录。

续表

科别	骨科 Orthpeadic surgery	
手术名称	腰椎滑脱椎弓根螺钉内固定植骨融合术 Pedicle screw fixation and lumbar fusion for lumbar spondylosis	
麻醉方式	插管全麻 Intubation general anesthesia	
术中卧位	俯卧位 Prone position	
麻醉过程	麻醉恢复期	1. 严密监测患者各项生命体征的变化。 2. 注意手术切口处有无渗血。 3. 注意引流管引流的量、色，如有异常及时通知医师，检查引流管的固定与标识。 4. 观察四肢、颈椎的活动度。 5. 评估术后疼痛情况，遵医嘱给予镇痛药，指导患者正确使用镇痛泵。 6. 观察有无恶心呕吐现象，防止误吸的发生，做好术后宣教。
护理要点	护理评估	1. 一般情况：患者男性，63岁，身高172 cm，体重76 kg，BMI 25.6。 2. 既往史：高血压病史多年，口服厄贝沙坦片控制。 3. 术前检查：CT检查显示L5两侧椎弓峡部裂伴椎体Ⅱ度滑脱。 4. 生命体征：T：36.4 ℃，HR：74次/分，RR：20次/分，BP：130/76 mmHg。 5. 气道评估：头颈活动度正常、无义齿和松动牙齿、Mallampati分级Ⅰ级、张口度3横指。选择加强型气管插管7.5号。 6. 心理状态评估：患者受家人及其他患者的情绪影响，心理紧张，对疾病的预后焦虑甚多，术前宣教沟通后，焦虑明显缓解，平静合作。 7. 下肢深静脉血栓风险评估：13分；手术患者压疮风险评估：17分。
	护理诊断	1. 有围手术期体位损伤的危险：与全身麻醉，手术时间较长，手术体位俯卧位有关。 2. 焦虑：与陌生环境、不了解手术和麻醉相关知识、担心预后有关。 3. 舒适的改变：与术前禁食禁水、手术长时间的固定体位、术后疼痛、手术异物植入有关。
	护理目标	1. 采取有效的保护措施，围手术期未发生体位相关损伤。 2. 患者生理和心理舒适感增加，知晓减轻焦虑的办法，积极配合手术、麻醉诊疗。 3. 采取有效干预措施，患者自觉舒适，未诉不适。

续表

科别	骨科 Orthpeadic surgery
手术名称	腰椎滑脱椎弓根螺钉内固定植骨融合术 Pedicle screw fixation and lumbar fusion for lumbar spondylosis
麻醉方式	插管全麻 Intubation general anesthesia
术中卧位	俯卧位 Prone position
护理要点	护理措施	1. 注意保持手术床单平整、清洁、干燥。 2. 选择合适的体位垫，翻身时呈轴线翻身，避免体位摆放时使用拖、拉、拽等动作。 3. 翻身前后整理好管路和监测缆线，避免牵拉导致非计划拔管的发生。 4. 头圈支撑头颈部时注意保护眼眶、耳廓，将眼眶、耳廓放到头圈中空处，外敷眼贴。 5. 双臂置于可调节托手架的软垫上，双臂外展不超过90度，避免皮肤及臂丛神经的损伤。 6. 双髋、双膝关节屈曲20度且小腿处垫软垫，踝部背曲，足趾悬空，垫软垫。 7. 双侧胸部、髂前上棘、膝关节等部位，及骨隆突处给予减压贴保护。 8. 评估患者焦虑的程度，使用浅显易懂的语句与患者交谈，可以结合实例解答患者问题，增加患者康复的信心。 9. 术前访视时向患者介绍手术室的环境、手术体位及需要患者配合的麻醉相关操作，耐心解答患者的疑问。 10. 向患者介绍术前、术后的一些注意事项及术后可能出现的不适感，解释说明应对的方法。

续表

科别	骨科 Orthpeadic surgery
手术名称	腰椎滑脱椎弓根螺钉内固定植骨融合术 Pedicle screw fixation and lumbar fusion for lumbar spondylosis
麻醉方式	插管全麻 Intubation general anesthesia
术中卧位	俯卧位 Prone position
护理要点	护理措施	11. 指导患者采取有效减轻焦虑的措施，例如：听音乐、芳香疗法等。 12. 向患者解释术前禁食禁水的重要性，术后给予气道湿化，口唇可以用温水湿润或涂润唇膏来缓解不适。 13. 术前可以让患者尝试手术俯卧位，与患者沟通可调整的体位细节，例如：头部旋左还是旋右，让患者参与诊疗活动，减少术后的不适感。 14. 遵医嘱配置镇痛泵，指导患者正确使用，做好术后访视工作，促进患者有效的镇痛，提高患者的舒适度。 15. 术前宣教说明内固定装置可能带来的不适感，术后医师可给予切口局部麻药注射，缓解切口疼痛的同时亦可减少异物感。 16. 及时更换被服，保持床单元整洁，让患者适当地进行床上活动，播放舒缓音乐，以利于患者放松心情。
护理要点	护理评价	1. 护理干预措施有效，患者未出现围手术期体位损伤。 2. 患者情绪稳定，掌握自我放松的方法，配合各项诊疗工作。 3. 患者平静合作，舒适度评分（BCS）3分及以上。

拓·展·习·题

1.（单选题）腰椎患者，体位摆放时双上肢肘部自然置于托手架时，双臂外展不超过（　　）度。

  A．90   B．45   C．180   D．65

2.（单选题）腰椎病患，在进行体位翻转时，最应注意（　　）。

  A．不要太快

  B．不要太慢

  C．始终保持头、颈、胸椎、在同一水平上旋转

  D．先翻转头部在翻转身体

3.（单选题）腰椎病患俯卧位时，头部放置头垫，应以能将（　　）与（　　）不受压为准。

  A．嘴巴、鼻子   B．耳朵、脸颊

  C．嘴巴、脸颊   D．眼睛、气管导管

4.（单选题）BCS 评分 3 分是指（　　）。

  A．持续疼痛

  B．安静无痛，深呼吸或咳嗽轻微疼痛

  C．深呼吸时亦无痛

  D．咳嗽时亦无痛

5.（单选题）关于拔管指征说法正确的是（　　）。

  A．呼之能应，听从口令

  B．咳嗽，吞咽反射活跃

  C．循环系统功能稳定

  D．吸空气能维持在 95% 以上或达到术前水平

第五节　新生儿肠气囊肿病手术麻醉护理配合

Section 5　Anesthesia Nursing in surgical treatment for neonatal pneumatosis intestinalis

郭　琳　|　主管护师

目的

1. 透过麻醉护理个案报告，麻醉护士能够快速地引导上手相关术中配合。
2. 通过该个案报告，将护理程序融入麻醉护理日常工作中，使麻醉护理更加系统化、精细化，给新生儿麻醉护理配合提供参考。

配合流程（图片）

- 术中流程

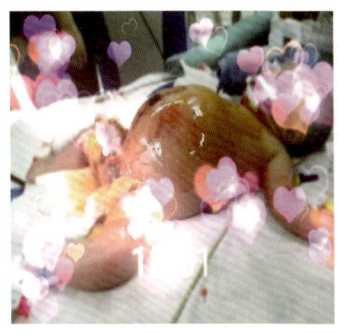

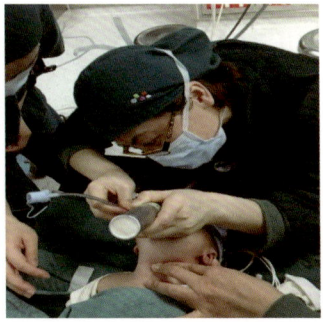

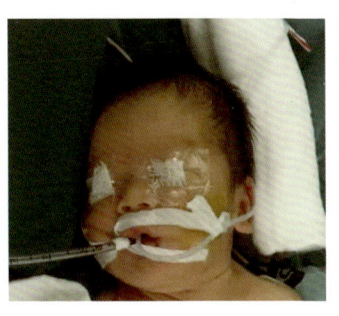

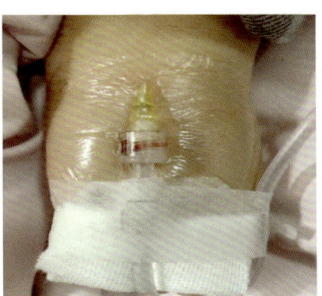

41

配合注意事项

科别	普外科 General surgery
手术名称	新生儿肠气囊肿病手术 Surgical treatment for neonatal pneumatosis intestinalis
麻醉方式	全身麻醉 General anesthesia
术中卧位	平卧位 Supine position
麻醉前评估	1. 一般情况：患儿，男，出生 2 天，体重 2.64 kg。 2. 新生儿评分（Apgar）：1 分钟 8 分，5 分钟 10 分，15 分钟 8 分。呼吸费力，肤色青紫，给予清理呼吸道、面罩加压给氧处理后情况好转。 3. 诊断：腹腔巨大肿物（性质待查），腹腔积液，早产儿，高危儿。 4. 实验室检查：无明显异常。 5. ASA 分级：Ⅱ级
麻醉用物准备	1. 环境准备：术前半小时将手术室空调调至室温 24～26 ℃，湿度 50%～60%。 2. 仪器准备：术前调整至"新生儿模式"，检测待用。 （1）麻醉机：配置较高的麻醉机，根据患儿体重预先设置好呼吸模式及相关参数，并连接新生儿呼吸回路。 （2）监护仪：选择"新生儿模式"，带有有创压力监测模块。 （3）静脉输液：注射泵持续泵入液体，严格限制补液量及补液速度。 （4）吸引装置：压力调节 0.008～0.011 MPa。 （5）加温设备：温锅、温毯、温包布及棉卷、暖风机。 3. 插管用物：小儿喉镜及镜片一套、气管导管/喉罩、牙垫/棉卷、胶布、压舌板、利多卡因胶浆、注射器（20 ml）、听诊器。 4. 药物：所有静脉用药需遵医嘱稀释，用 1 ml 注射器抽取，精准给药剂量。 麻醉药物：丙泊酚、芬太尼、顺阿曲库铵、咪达唑仑、七氟烷。 急救药：麻黄碱（6 mg/ml）、阿托品原液（0.5 mg/ml）、阿托品稀释液（0.1 mg/ml）。 5. 困难气道：纤维支气管镜、困难气道车
麻醉过程	麻醉诱导期	1. 执行手术安全核查。 2. 将患儿移至手术床，期间注意安全、保温。 3. 连接监护仪，测量首次生命体征。 （1）避免监护仪线缆横跨患者身体造成压疮。 （2）选用新生儿专用电极片，成人电极片应当给予修剪，减少皮肤接触，贴电极片时注意避开消毒区域。 （3）动脉监测首选有创动脉监测，既可持续动态监测血压，又可随时进行血气分析。 4. 连接输液，遵医嘱给予注射泵泵入液体，保证静脉通畅，严格控制出入量。 （1）连接输液不宜使用输液延长管，避免管腔内残留太多药物

续表

科别	普外科 General surgery
手术名称	新生儿肠气囊肿病手术 Surgical treatment for neonatal pneumatosis intestinalis
麻醉方式	全身麻醉 General anesthesia
术中卧位	平卧位 Supine position

麻醉过程	麻醉诱导期	（2）固定液体管路时，放置纱布/棉布，预防皮肤压伤。 5. 遵医嘱缓慢给药，同时边给药边观察患儿生命体征变化。 （1）给药严格"三查七对"，双人核对且复述一次。 （2）新生儿麻醉药用量小，药物应预先稀释。 （3）给药时避免有空气进入血管，给药后予以生理盐水 0.5 ml 推注，保证给药的准确性、及时性。 （4）药物缓慢推注，过程中确认有无液体外渗，保证患儿生命体征平稳。 6. 患儿腹压较大可能导致呕吐，诱导时注意环状软骨按压人员就位，吸引装置放在方便取用的位置。 7. 协助配合麻醉医师进行气管导管插入，妥善固定，防止滑脱、打折、牵拉、压迫皮肤。 8. 注意皮肤、眼睛的保护。 9. 做好保温措施
	麻醉维持期	1. 维持生命体征平稳，严格限制补液量及补液速度。 2. 术中注意观察出入量及动脉血气结果并及时汇报给麻醉医师，为麻醉医师提供参考依据。 3. 密切观察气管导管及各输液管路，防止滑脱。 4. 持续监测体温，及时调节体温毯温度，持续给液体加温。 5. 持续监测麻醉深度，遵医嘱调节麻醉药物剂量。
	麻醉苏醒期	确保吸引装置在位且功能良好，判断患儿是否符合拔管指征。 1. 符合：配合麻醉医师拔管。 2. 不符合：待自助呼吸恢复带管送入新生儿重症监护病房（NICU）监护，准备转运患儿用物及人员到位
	麻醉恢复期	患儿直接送入 NICU 监护，未在 PACU 恢复
护理要点	护理评估	1. 一般情况：患儿，男，出生 2 天，体重 2.64 kg。 2. Apgar 评分：1 分钟 8 分，5 分钟 10 分，15 分钟 8 分。呼吸费力，肤色青紫，给予清理呼吸道、面罩加压给氧处理后情况好转。 3. 诊断：腹腔巨大肿物（性质待查），腹腔积液，早产儿，高危儿。 4. 实验室检查：无明显异常。 5. ASA 分级：Ⅱ级。
	护理诊断	1. 气体交换受损：与呼吸中枢不成熟、肺发育不良、呼吸肌无力有关。 2. 有体温改变的危险：与体温中枢发育不完善、皮下脂肪缺乏有关。 3. 有皮肤受损的危险：与新生儿免疫功能不足、皮肤黏膜屏障功能差，术中各管路固定不妥有关

43

续表

科别	普外科 General surgery
手术名称	新生儿肠气囊肿病手术 Surgical treatment for neonatal pneumatosis intestinalis
麻醉方式	全身麻醉 General anesthesia
术中卧位	平卧位 Supine position
护理要点	护理目标	1. 维持患儿气道通畅，SpO_2 正常。 2. 患儿体温保持稳定，维持正常范围。 3. 通过有效的护理措施，保持皮肤完整。
	护理措施	1. 气道护理。 （1）插管前准备。 ①准备麻醉机，要求具备：七氟烷吸入麻醉药；能用压缩空气来稀释吸入麻醉药浓度；能精准给予小潮气量、高频通气和压力控制通气等功能；最好具有补偿性压迫容积的功能。 ②检查麻醉机泄露情况，并根据新生儿体重预先设置呼吸模式与参数，连接新生儿呼吸回路。 ③准备新生儿面罩、听诊器、6号和8号吸痰管，接好吸引器并调整好合适负压（0.008～0.011 MPa），确保各种设备、物品功能完好，处于备用状态。 ④准备好气道处理的工具：通气道、0号和1号直喉镜片、小儿可视喉镜、纤维支气管镜，2.5号、3.0号和3.5号加强型气管导管（小儿型号导管选择：年龄＋年龄/4）、小儿气管导管管芯等。 ⑤血氧饱和度探头应选用小儿专用探头，并固定良好，保证监测的准确性。 （2）气管插管的护理，熟练掌握辅助插管配合过程，缩短插管时间，并将困难插管工具备于旁边。 ①体位：去枕平卧，肩下垫一软垫，协助固定体位，保持口轴、咽轴、喉轴处于同一直线，使患儿头后仰暴露声门。 ②麻醉医师插管期间，必要时由麻醉护士协助轻压环状软骨，以尽可能暴露声门，协助医师插到适当的深度，将导丝拨出，然后连接麻醉机，观察患儿胸廓起伏情况，提醒麻醉医师听诊双肺呼吸音，观察 $ETCO_2$ 波形，确认气管导管在位。 ③遵医嘱使用备好的丝绸胶布固定气管导管于患儿口角处，保证气管导管深度[小儿气管导管深度（cm）：12+年龄/2]，保持自然弯曲，避免扭曲打折，防止滑脱。 ④剪去暴露于口角3 cm外的气管导管，重新连接和去除呼吸回路90度弯头，以减少死腔的产生，保障患儿有效通气。 ⑤使用支架妥善固定呼吸回路螺纹管，防止正压通气时来回摆动造成管路脱落和喉损伤。

续表

科别		普外科 General surgery
手术名称		新生儿肠气囊肿病手术 Surgical treatment for neonatal pneumatosis intestinalis
麻醉方式		全身麻醉 General anesthesia
术中卧位		平卧位 Supine position
护理要点	护理措施	⑥查看气道压，遵医嘱调整麻醉机呼吸模式和呼吸参数。新生儿呼吸模式采用压力控制通气模式，呼吸频率一般调整为20～25次/分，吸呼比可调整为1∶1；新生儿应吸入氧气和空气的混合气体，避免长时间吸入纯氧，导致肺萎缩和氧中毒。 ⑦严密监测呼吸参数，配合麻醉医师调整麻醉机参数，需要时给予血气分析，维持酸碱平衡和水电解质平衡。 2. 体温的保护与监测。 新生儿的体温调节机制尚未发育成熟，其体型又易于散热，急腹症患儿体质弱、循环差，且麻醉药物使体温调节机制向适应环境温度变化方向转变，加之手术、消毒液的使用、皮肤的暴露、伤口冲洗及肠管的裸露等因素可显著降低患儿体温。 （1）保持室内温湿度相对恒定：室温24～26℃，湿度50%～60%。患儿入室选用温包布及棉卷进行皮肤保温。 （2）手术床上铺温毯，保持床单元温度适宜，持续监测患儿体温，采用鼻温探头连续监测体温，保障患儿体温在36℃以上。 （3）尽快消毒铺单，减少患儿暴露时间。 （4）采用温度合适的冲洗液冲洗，暴露的肠管使用温水纱布覆盖，静脉输液加温，手术床水温毯加温等措施对患儿进行体温保护。 （5）苏醒期及转运途中使用暖风机及新生儿辐射台进行保温。 3. 皮肤护理。新生儿皮肤的角质层很薄，易擦伤、糜烂从而导致细菌感染。 （1）手术床单元保持铺单整洁平整，无隆起。 （2）手术中的消毒液、冲洗液及尿液浸泡皮肤可引起皮肤损伤，本例患儿术前进行尿管插管，避免了尿液浸泡引起的皮肤损伤，患儿身下垫护理垫可吸收部分水分。 （3）术前皮肤皱褶处、受压处涂抹红霉素软膏以保护皮肤。 （4）手术使用双极电凝止血，避免粘贴电极板对皮肤造成损伤。 （5）患儿肢体短小娇嫩，四肢应妥善固定，避免粗暴和过度束缚。 （6）电极片选用小儿专用电极片或成人电极片修剪后方可使用，尽量减少皮肤接触。 （7）气管导管在固定前，皮肤可用人工皮先进行保护，将气管导管固定于人工皮上，避免直接粘贴在皮肤上导致皮肤损伤。 （8）各输液管路连接处均用纱布包裹，或者使用棉纸做衬垫，防止局部皮肤受压。 （9）心电监护仪线缆避免从患者身体上横跨，减少压疮的发生
	护理评价	1. 患儿气管插管顺利，术毕自助呼吸恢复，呼吸功能良好。 2. 患儿体温稳定，维持在36.0～37.0℃。 3. 患儿皮肤状态良好，无皮肤损伤发生。

拓·展·习·题

1. （单选题）下列关于小儿气管导管的选择，正确的是（　　）

   A. 型号 = 年龄 /4+4；插管深度（cm）= 年龄（岁）/2+12

   B. 型号 = 年龄 /2+4；插管深度（cm）= 年龄（岁）/2+12

   C. 型号 = 年龄 /4+4；插管深度（cm）= 年龄（岁）/4+12

   D. 型号 = 年龄 /2+4；插管深度（cm）= 年龄（岁）/4+12

2. （单选题）Apgar 评分法三项重要指标分别是指（　　）

   A. 心率 / 肌肉张力 / 神经反射

   B. 心率 / 呼吸 / 肌肉张力

   C. 心率 / 呼吸 / 皮肤色泽

   D. 呼吸 / 肌肉张力 / 皮肤色泽

3. （单选题）该患儿突然出现呼吸困难，SpO_2 降至 64%，心率增至 182 次 / 分，听诊双肺可闻及哮鸣音，下面诊断最有可能的是（　　）。

   A. 支气管内异物　　　　　　B. 喉痉挛或支气管痉挛

   C. 舌后坠　　　　　　　　　D. 急性左心衰竭

4. （单选题）下述血气参数中，最能反映肺通气状况的是（　　）。

   A. $PaCO_2$　　　　　　　　B. PaO_2

   C. SaO_2　　　　　　　　　D. $ETCO_2$

5. （多选题）铺温毯的注意事项有（　　）。

   A. 要平整，不能打折温毯，不能直接接触患儿皮肤

   B. 进水口处要保持通畅，重合器不得压住进水口的软管

   C. 温毯的主机应放于麻醉机同侧的墙边，同时保持管路不打折、不受压

   D. 对于平卧位改截石位，并且已经铺了大型温毯的手术，在更改体位时要将温毯向上移动，患儿向下移动，确保温毯勿折

第六节　胸腔镜下右肺上叶病损切除手术麻醉护理配合

Section 6　Anesthesia Nursing in thoracoscopic right upper lobe lobectomy

孙贵芝　|　主管护师

目的

1. 展示以胸腔镜下肺叶切除术为代表的胸科手术的麻醉护理配合流程及注意事项。
2. 通过胸科手术麻醉护理个案报告,引导麻醉护士快速上手胸科手术麻醉护理配合,并提高预警处理能力。

配合流程（图片）

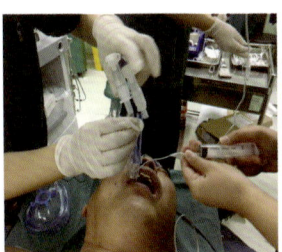

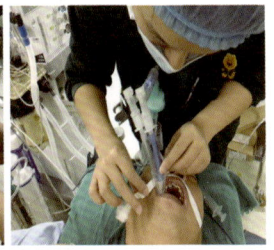

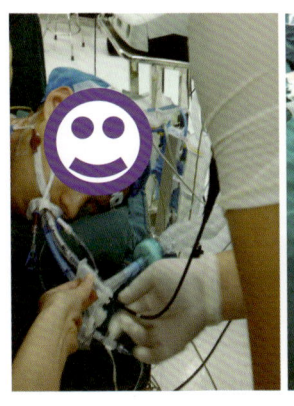

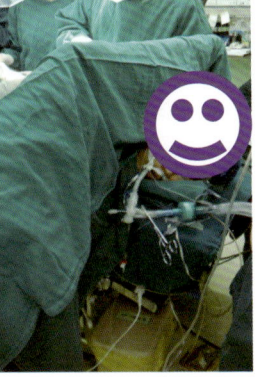

- 术中示意图

配合注意事项

科别	胸外科 Chest surgery
手术名称	胸腔镜下右肺上叶病损切除手术 Thoracoscopic resection of right superior lobe lesion
麻醉方式	全身麻醉 General anesthesia
术中卧位	侧卧位 Lateral position
麻醉前评估	1．一般情况：患者男性，77岁，身高168 cm，体重67 kg，因体检查出右肺上叶结节，为求进一步治疗入院。 2．术前检查。 （1）心电图：完全性右束支传导阻滞。 （2）心脏彩超：升主动脉增宽，左室舒张功能减退、收缩功能正常，其余无特殊。 3．既往史：高血压、冠心病、腔隙性脑梗、冠状动脉造影术病史。 4．术前诊断：肺结节、冠状动脉粥样硬化（狭窄）。 5．格拉斯哥昏迷指数（GCS）：E4V5M6。 6．气道评估：Mallampati I 级；无假牙及活动牙齿。 7．其他：肝脏、双肾囊肿；右肺下叶背段实性结节，肺气肿，两侧胸膜下少许间质性病变
麻醉用物准备	1．环境及用物准备。 （1）～（6）参照第一节内容。 （7）插管用物准备：可视喉镜，一次性喉镜片，根据患者性别、身高、体重选择双腔管（35Fr左）、打气空针、固定用丝绸胶布、保护眼睛的3M贴、甘油润滑剂、纱布、听诊器、纤维支气管镜。 （8）微量注射泵（双通路）。 （9）眼部保护贴膜。 （10）动脉穿刺置管：动脉传感器，加压袋，透明贴膜，血气采血针，一次性动脉穿刺针，10 ml注射器，肝素钠，0.9% NS 250 ml，接监护仪缆线、校零后备用。 （11）深静脉穿刺用物：中心静脉置管包（双腔7F）、B超机、耦合剂。 （12）镇痛泵（机器、药盒、药品）。 （13）医用体位凝胶垫、皮肤减压贴、约束带。 2．药品准备。 （1）～（4）参照第一节内容

续表

科别	胸外科 Chest surgery
手术名称	胸腔镜下右肺上叶病损切除手术 Thoracoscopic resection of right superior lobe lesion
麻醉方式	全身麻醉 General anesthesia
术中卧位	侧卧位 Lateral position
麻醉过程	麻醉诱导期	1. 手术安全核查（参照第一节内容）。 2. 配合麻醉诱导。 （1）～（2）参照第一节内容。 （3）插管前再次确认吸引器及双腔支气管吸痰管已备好；在麻醉医师将双腔管插入声门后，拔出管芯的同时协助麻醉医师向左旋转并顺势协助医师送入导管，先白色套囊（气管）后蓝色套囊（支气管）充气；协助麻醉医师用听诊器及纤维支气管镜确认导管深度及位置，定位过程中妥善固定好双腔管。 （4）贴 BIS 贴片，监测麻醉深度，遵医嘱调整麻醉维持药物剂量。 3. 皮肤及眼睛的保照护。 （1）～（2）参照第一节内容。 （3）翻身前提醒巡回护士，肋骨下缘、髂骨处粘贴减压贴，侧卧位体位垫选用凝胶垫，减轻手术中局部皮肤的受压程度。 （4）协助麻醉医师超声引导下中心静脉穿刺置管术，记录刻度，妥善固定，监测 CVP。 （5）动脉穿刺置管术，持续监测 ABP，血气分析。 （6）协助外科医师轴线翻身摆侧卧位，妥善安置头部于头圈，注意气管插管不可受压打折，注意眼睛切勿受压，BIS 贴片接头处纱布衬垫以免局部皮肤受压，检查耳廓不可弯折，颈椎保持水平位，双手置于左侧托手架上，用医用凝胶垫衬垫，约束带固定。 （7）做好体温保护，使用下半身暖风机，将暖风机温度调至38℃（可根据术中体温监测数据进行调节）；非手术区域裸露部位，用暖温箱取出的包布包裹以减少散热；术中使用液体加温仪，注意监测体温。 （8）翻身后，手术开始前，协助医师再次确认双腔气管导管位置
	麻醉维持期	1. 协助变换体位，侧卧位，双上肢保护，防压并防止神经损伤；头下垫减压枕，注意头面颈保护。 2. 气道保护。 （1）变换体位时，注意气管导管的压迫、移位。注意气道压，保持呼吸道通畅。 （2）翻身完毕后，协助麻醉医师再次使用支气管镜确认导管位置，如果有调整，注意导管固定。 （3）手术开始，协助麻醉医师调整呼吸模式为单肺通气，配合吸痰，湿化气道

续表

科别	胸外科 Chest surgery
手术名称	胸腔镜下右肺上叶病损切除手术 Thoracoscopic resection of right superior lobe lesion
麻醉方式	全身麻醉 General anesthesia
术中卧位	侧卧位 Lateral position

麻醉过程	麻醉维持期	（4）单肺通气时，注意 $ETCO_2$ 及气道压的对比，及时吸引气道内痰液、调整参数，预防纠正低氧血症。 （5）病灶肺切除残端缝合后，外科医师要求膨肺，膨肺压力 20 cmH_2O 左右，不可持续正压，减少肺损伤。 3. 术中遵医嘱及时调整麻醉药量，追加肌松药。 4. 管路管理：线路不可影响术野、压迫皮肤，保持整理有序。 5. 液体管理：控制出入量，监测尿量、合理补液，减少肺水肿
	麻醉苏醒期	1. 手术结束后，准备拔管用物。 2. 待患者意识、反射恢复，无躁动，达到拔管指征后，协助医师拔管，遵医嘱是否给予拮抗药。 3. 拔管后继续给患者面罩吸氧，持续监测生命体征变化，注意观察患者意识情况。 4. 苏醒过程中持续保温，对患者进行约束，防止苏醒期因躁动造成意外伤害。 备注：若患者需要更换单腔管转外科重症监护病房（SICU），准备换管用物（换管通条、单腔气管导管），便携式监护仪和呼吸机，协助配合麻醉医师进行换管和转送
	麻醉恢复期	1. 预防低体温，术后保暖，监测体温并记录。 2. 观察生命体征变化，特别是呼吸、循环及意识的评估及改善。 （1）遵医嘱将床头调高，并给予患者氧气吸入。 （2）患者呼吸时，观察胸引瓶波动。 （3）严密监测 SpO_2，定时进行血气分析，关注患者呼吸功能，如有异常，及时汇报处理。 3. 做好术后镇痛护理：给予患者及其家属相关卫教。 4. 外科护理：伤口敷料，观察引流管、引流瓶内的液体，如出血、有气体持续溢出，应及时汇报医师处理。
护理要点	护理评估	1. 一般情况：患者男性，77 岁，身高 168 cm，体重 67 kg，BMI 23.7，GCS 为 E4V5M6，神志清，因体检查出右肺上叶结节，为求进一步治疗入院。 2. 术前检查。 （1）心电图：完全性右束支传导阻滞。 （2）心脏彩超：升主动脉增宽，左室舒张功能减退、收缩功能正常

续表

科别	胸外科 Chest surgery		
手术名称	胸腔镜下右肺上叶病损切除手术 Thoracoscopic resection of right superior lobe lesion		
麻醉方式	全身麻醉 General anesthesia		
术中卧位	侧卧位 Lateral position		
护理要点	护理评估	3. 既往史：高血压、冠心病、腔隙性脑梗病史，平日口服降压药、抗凝药，术前阿司匹林已停药三天。 4. 术前诊断：肺结节、冠状动脉粥样硬化（狭窄）。 5. 气道评估：Mallampati I 级；无假牙及活动牙齿。 6. 其他：肝脏、双肾囊肿；右肺下叶背段实性结节，肺气肿，两侧胸膜下少许间质性病变	
	护理诊断	1. 气体交换受损：与肺功能减退、单肺通气后肺换气量减少、术后分泌物增多、残肺未完全复张有关。 2. 急性疼痛：与手术切口、胸腔闭式引流及长时间手术体位有关。 3. 活动无耐力：与肺泡通气量减少造成活动能力降低有关	
	护理目标	1. 患者能有效咳嗽，知晓肺功能锻炼的重要性，呼吸平稳。 2. 患者疼痛缓解，翻身活动时无疼痛，睡眠不受疼痛影响。 3. 患者知晓有效咳嗽和床上活动的方法，活动时生命体征保持在正常范围	
	护理措施	1. 妥善固定气管导管，防止导管牵拉、受压、弯折。 2. 单肺通气后遵医嘱调整麻醉机参数，给予肺保护性通气。 3. 无机械通气肺（萎陷肺）给予小流量氧气供应。 4. 关注气道压的变化，及时清理呼吸道分泌物。 5. 术前教会患者肺功能锻炼和有效咳嗽的方法，术后指导患者有效咳嗽咳痰。 6. 术后持续给氧，遵医嘱给予雾化吸入，促进痰液的排出。 7. 术中协助外科医师和巡回护士标准侧卧位体位摆放，注意肢体的功能位，减少局部的持续受压，防止因体位不当造成的神经损伤和皮肤损伤。 8. 术中持续监测麻醉深度，遵医嘱给予镇痛药物。 9. 遵医嘱配置镇痛泵，正确设置各项参数。 10. 术后床头抬高 30 度，用数字评分法评估患者疼痛程度，指导患者正确使用镇痛泵	

续表

科别	胸外科 Chest surgery
手术名称	胸腔镜下右肺上叶病损切除手术 Thoracoscopic resection of right superior lobe lesion
麻醉方式	全身麻醉 General anesthesia
术中卧位	侧卧位 Lateral position
护理要点	护理措施：11. 妥善安置胸腔闭式引流管，避免牵拉、打折，保持引流通畅，指导患者术后双手交叉于胸前，怀抱枕头咳嗽的方法，以减轻伤口疼痛和咳嗽瞬间的张力性疼痛与不适。 12. 做好术后访视工作，每日评估患者疼痛情况，疼痛大于 3 分［数字评分量表（NRS）］者汇报医师，遵医嘱调整镇痛泵剂量，促进患者舒适度的提高。 13. 保持床单元清洁干燥，监测患者的生命体征，评估患者的疼痛情况，确定床上活动的时机。 14. 指导患者至少每 2 小时改变一次卧位，每天至少进行 2 次关节活动。 15. 指导患者循序渐进地进行功能锻炼，以不出现头晕、胸闷、呼吸困难、心动过速为准，如在锻炼过程中出现不适要立即停止并通知医师。 16. 指导患者每日进行肺功能锻炼：使用肺功能呼吸训练器，慢慢用鼻深吸一口气，屏息大约一秒后对着气球口慢慢吹，直到吹不动为止，一日练习数次，以不劳累为准。 护理评价：1. 患者能有效咳嗽，配合肺功能锻炼，呼吸平稳。 2. 患者翻身活动时无疼痛，睡眠不受疼痛影响。 3. 患者配合功能锻炼，活动时生命体征保持在正常范围。

拓·展·习·题

1. （多选题）关于双腔气管导管，下列说法正确的是（ 　　）。

A. 患者在摆体位前后都要重新听诊或用纤维支气管镜看导管位置是否合适

B. 使用双腔管的患者在术中吸痰时，主管和左管/右管的吸痰管要分开

C. 插管时气囊充气的顺序是先蓝后白、抽气时的顺序是先白后蓝

D. 气囊充气时，白色气囊一般充气 3~5 ml，蓝色套囊一般充气 2~3 ml

拓·展·习·题

2.（单选题）关于呼吸道解剖的特点，下列说法错误的是（　　）。

  A．成人喉腔最狭窄处位于声门裂，气管的分叉部位于胸骨角平面

  B．气管隆突黏膜内有丰富的迷走神经

  C．右支气管与气管所成的夹角大

  D．胸骨柄上缘的颈静脉切迹相当于声门和气管隆突之间

3.（单选题）支气管定位困难时，下列方法不正确的是（　　）。

  A．胸部 X 线

  B．插管后胸部听诊，合并应用纤维支气管镜

  C．外科医师直接从手术中定位

  D．根据患者的身高，能正确地确定导管插入的深度

4.（多选题）关于单腔支气管插管，下列选项中正确的是（　　）。

  A．插管前应听诊两肺有无呼吸音，如有体位变动，应重新听诊，以确定导管的位置

  B．患侧肺手术结束后，为了减轻对隆突的刺激，可边吸引边退至气管内

  C．为了防止导管从支气管滑入气管，应选用质地较硬的导管

  D．单腔支气管插管应比气管插管深，管径细

5.（单选题）该患者插管顺利，成功翻身后发现单肺通气失败，重新进行支气管导管定位，最可靠的方法是（　　）。

  A．应用纤维支气管镜定位

  B．胸部听诊

  C．观察胸壁运动和运用通气肺压力峰值定位

  D．根据胸部 X 线定位

第七节　麻醉护理个案查房

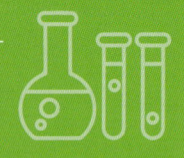

Section 7　Individual cases from Anesthesia Nursing Rounds

麻醉护理个案查房引言

护理查房也叫专科护理查房，是通过典型病例和病种的内容，利用专业护理理论和技能，在学习、讨论与教学查房的过程，针对手术患者现存的护理问题，在主查人的引导下，通过护理程序的护理评估、护理诊断、护理计划、护理实施及护理评价五大步骤，进行讨论总结。这也是检查护理质量、提高护理质量、提高护理专科人员业务水平及落实规章制度的重要举措。

本科室麻醉护理查房次数为每周一次，查房以所有参与者为主体，以手术患者为中心，以护理程序为基础，对病例和病种进行审阅、分析，评价照护过程、操作注意要点，并补充相关知识和最新进展。查房主要过程为：主查人提前告知参加人员查房的内容，参加人员阅读病例并做好护理知识准备，参加人员共同讨论，总结个人的临床实践经验，包括心理护理、技术操作、护理制度的落实、相关知识最新进展等，此后由主查人整理完整档案，微信工作群、微信公众号学习分享，并作为理论考核参考资料存档。

本科室护理查房旨在提高麻醉护理团队的专科护理内涵及专业素养，符合麻醉专科护理培训思想，也在一定程度上体现市级麻醉护理专科护士培训及IFNA level Ⅱ国际教育基地理念。另因我科麻醉专科护理教育培训主要目标是为麻醉护理职业提供骨干人才，也在南京医科大学担任麻醉护理学部分的教学任务，现将护理查房部分成果及《外科护理学》麻醉护理教学的教案分享给大家，希望能为各位读者提供些许帮助。

第一部分 甲状腺全部切除 + 喉返神经探查 + 颈部淋巴清扫术

（1）Complete thyroidectomy + recurrent laryngeal nerve assessment + cervical lymphadenectomy

赵玉 | 护师

目的：在护理查房中以术后患者为中心，护理人员以护理为框架，以解决问题为目的，清除安全隐患。提高护理人员的专业水平，提供优质护理服务	
查房照片	
手术名称	甲状腺全部切除 + 喉返神经探查 + 颈部淋巴清扫术
麻醉方式	插管全身麻醉
术中体位	平卧位
基础资料	患者邵某某，女性，56 岁，身高 162 cm，体重 59 kg。 现病史：无。 既往史：高血压 10 年，现服药血压控制良好。 手术史：无。 过敏史：无。 吸烟、饮酒：无。 家族史：无遗传病史
相关检查	心电图：窦性心率，83 次 / 分。 实验室检查：Hb：119 g/L。 PLT：279×10^9/L。 WBC：8.61×10^9/L，APTT：27.6 s。 D- 二聚体测定：3.69 mg/L。 PT：10.9 s，INR：0.94。 T3，T4 正常，感染免疫：正常。 入手术室时体温：37 ℃。 一般体格检查：神志清、精神可、营养良好，无假牙活动的牙齿，颈部无不适，张口度 3 度 /3 横指

续表

恢复室接班内容		1. 麻醉护士交班。 （1）患者基础资料如上，术中麻醉诱导、维持平稳。 （2）麻醉期管理用药：地佐辛 10 mg，帕洛诺司琼 0.25 mg 静脉注射，舒芬太尼 10 μg 静脉注射。 （3）麻醉管路：右桡动脉有创监测，术中血气分析结果正常。 （4）麻醉苏醒期给予肌松拮抗剂，最后一次顺阿曲库铵 4 mg 给药距离拔管时间为 35 分钟，患者痰液黏稠。 （5）术中出血 20 ml，补液 700 ml。 2. 巡回护士交班。 （1）患者携带物：外科引流管（双侧颈部切口处各有 100 ml 负压引流球一个）。 （2）皮肤无压红
恢复室护理要点	护理评估	1. 患者测体温 37.8 ℃。 2. 患者咳嗽力量欠缺，发音正常。 3. ABP：176/90 mmHg，偏高；HR：89 次 / 分；SpO_2：98%；RR：13 次 / 分。 4. 主诉有疼痛感。 5. 双侧引流球内引流液呈血性约 5～10 ml，予妥善固定。 6. 气切包备用于床旁
	护理诊断	1. 体温升高：与术中无菌铺单覆盖以及术后热有关。 2. 清理呼吸道无效：与术后咳嗽无力，痰液黏稠，切口疼痛不敢咳嗽有关。 3. 疼痛：与手术创伤，引流管置入的异物引起的疼痛有关。 4. 引流管脱出的危险：与翻身活动导致引流管扭曲、折叠、受压、脱落有关。 5. 潜在并发症：呼吸困难，窒息与术后误吸、血肿压迫有关
	护理目标	1. 根据患者甲状腺检查结果及临床表现，排除"甲亢危象"导致的体温升高。故维持患者体温不高于 37 ℃（入手术室时体温）。 2. 患者能有效咳嗽、咳痰，及时清理痰液，保持呼吸道通畅。 3. 患者疼痛评分控制在 3 分以下。 4. 引流管通畅，引流有效。 5. 及时发现异常
	护理措施	1. 给予患者物理降温，更换厚度适宜的被子，及时测量温度，避免着凉。 2. 保持恢复室温湿度合适。 3. 保持患者平稳半卧位，床头抬高 30 度，利于呼吸。 4. 持续雾化给氧 6-8 L/min，密切观察患者氧饱和情况并做好记录。 5. 向患者讲解深呼吸及有效咳嗽的重要性，指导并示范技巧，鼓励患者咳痰。 6. 床旁备气管切开包，必要时吸痰甚至配合气管切开。 7. 评估伤口的疼痛性质和程度。 8. 教会患者正确表达疼痛及缓解疼痛的方法，颈部活动要轻柔缓慢，避免引起引流管的牵拉。 9. 提供舒适的环境，确保休息充分。 10. 妥善固定引流管。 11. 防止引流管折叠、受压。 12. 引流通畅

续表

恢复室护理要点	护理措施	13. 观察记录引流液的色、质、量。 14. 观察患者呼吸以及伤口敷料有无渗血、膨胀。 15. 术后严密监测观察，如出现呼吸困难立即通知麻醉医生师，协助医师行床旁气管切开。 16. 吸引器处于备用状态。 17. 呕吐时患者头偏向一侧，以防引起误吸。 18. 必要时遵医嘱给予止吐药
	护理评价	1. 经过更换薄被子，患者体温降至 36.9 ℃。 2. 患者掌握有效咳嗽的方法，痰液能及时咳出。 3. 患者疼痛控制在 3 分以下，主诉可以忍受。 4. 引流管内引流液增加 5～10 ml，确保通畅。 5. 患者呼吸形态均匀，16 次/分，未使用呼吸辅助工具
知识点总结	甲状腺手术患者恢复室照护流程并发症	气管切开包要备用于床旁
		最危急：呼吸困难和窒息。 喉头水肿，痰液堵塞，双侧喉返神经损伤，气管塌陷，出血，气管塌陷
		声音嘶哑：单侧喉返神经损伤，喉上神经损伤
		喉上神经损伤：呛咳
		手足抽搐：甲状旁腺损伤（术后 24～72 小时）
		患者入 POR 时要评估术中肌松药给药的最后时机以及剂量
	甲状腺危象的症状	一般症状：高热 39 ℃以上，心率增快（120 次/分以上），血压升高。 严重：心衰，呼吸困难，休克和昏迷等（恶心，呕吐，烦躁，焦虑不安，大汗）

第二部分　胸腔镜下肺叶切除术（右侧）

（2）Thoracoscopic right lower lobe lobectomy

赵玉　|　护师

目的：在护理查房中以术后患者为中心，护理人员以护理为框架，以解决问题为目的，清除安全隐患。提高护理人员的专业水平，提供优质护理服务	
查房照片	
手术名称	胸腔镜下肺叶切除术（右侧）
麻醉方式	插管全身麻醉
术中体位	左侧卧位
基础资料	患者金某某，女性，31 岁，身高 166 cm，体重 47.7 kg。 现病史：主诉体检发现右上肺结节 2 个月。 既往史：3 年前剖宫产术。 家族史：无遗传病史。 服药史：无
相关检查	心电图：窦性心率，76 次 / 分。 实验室检查：Hb：99 g/L，PLT：331×10^9/L，WBC：5.4×10^9/L，APTT：27.6 s　D- 二聚体测定：0.27 mg/L，PT：11.2 s　INR：0.94。 感染免疫：正常。 一般体格检查：神志清、精神可、营养良好，无假牙、活动的牙齿，张口度 3 横指，体型偏瘦
恢复室接班内容	1. 麻醉护士交班。 （1）患者基础资料如上，术中麻醉诱导及插管顺利，术中静吸麻醉药物联合使用，麻醉管理平稳安全，手术时长 3 小时。 （2）麻醉苏醒期发生躁动，给予肌松拮抗剂（最后一次肌松药于术毕前 1 小时给予 5 mg），患者自呼状态下潮气量正常，由麻醉主诊医生拔管。 （3）现有麻醉管路：右桡动脉有创监测，术中血气分析结果正常。 （4）术中出血 5 ml，补液 1 300 ml，尿量 100 ml。 2. 手术室护士交班。 （1）患者携带管路。 ①外科引流管（右侧腋中线第七肋间 28 号胸腔引流管），引流量未达到 10 ml。 ②尿管 16 Fr。 （2）皮肤无压红

续表

恢复室护理要点	护理评估	1. 患者情绪躁动，不能配合。 2. 患者呼吸时引流管水柱波动不明显。 3. 患者口腔内分泌物较多，较黏稠，不易咳出。 4. 患者面部表情痛苦、根据 Wong-Baker 面部表情疼痛量表评分 6～8 分。 5. 胸腔引流管在位，体表固定处敷料有渗血。 6. 术中 I/O（液体出入量总和）为 +1 200 ml
	护理诊断	1. 体温升高：与术中无菌铺单覆盖以及术后发热有关。 2. 清理呼吸道无效：与术后咳嗽无力，痰液黏稠，切口疼痛不敢咳嗽有关。 3. 疼痛：与手术创伤，引流管置入的异物引起的疼痛有关。 4. 引流管脱出的危险：与翻身活动导致引流管扭曲、折叠、受压、脱落有关。 5. 潜在并发症：呼吸困难，窒息与术后误吸和血肿压迫有关
	护理目标	1. 患者情绪稳定，躁动减轻，能够配合治疗和护理。 2. 患者能有效呼吸，不会出现缺氧状态。 3. 患者能有效咳嗽，咳痰，及时清理痰液，保持呼吸道通畅。 4. 患者自诉疼痛减轻，疼痛评分控制在 3 分以下。 5. 引流管通畅，引流有效。 6. 患者未出现水、电解质的紊乱。 7. 患者未出现并发症
	护理措施	1. 评估患者精神状况，情绪及心理，向患者介绍目前造成不适感的相关知识。 2. 鼓励患者表达自身感受，耐心为患者答疑解惑。 3. 评估患者呼吸形态，深度，节律，频率及呼吸音的情况。 4. 保持患者半卧位，床头抬高 30 度，利于呼吸。 5. 持续雾化给氧 6～8 L/min，密切观察患者氧饱和情况并做好记录。 6. 向患者讲解深呼吸的重要性，指导并示范技巧，鼓励患者进行有效咳嗽，深呼吸，腹式呼吸。 7. 向患者讲解咳嗽的意义，指导患者如何进行翻身和有效咳痰，为患者拍背。 8. 严密观察患者呼吸音的变化及有无痰音、呼吸困难等。 9. 必要时予患者行吸痰护理。 10. 向患者了解疼痛部位、性质，疼痛的持续时间，分析患者出现疼痛的因素，及时遵医嘱采取止痛措施。 11. 遵医嘱处理后要适时对患者进行疼痛评分。 12. 妥善固定引流管。 13. 防止引流管打折受压，鼓励患者有效咳嗽，确保引流管通畅。 14. 观察记录引流液的色、质、量。 15. 观察患者呼吸以及伤口敷料有无渗血、膨胀。 16. 术后及时对患者进行血气分析检查，密切观察患者钠、钾、氯等电解质指标及尿量的变化

续表

恢复室护理要点	护理措施	17. 遵医嘱补充电解质，并注意补液速度。 18. 吸引器常备床头，痰液黏稠时给予吸痰护理。 19. 呼吸辅助工具备用于床旁
	护理评价	1. 患者躁动消除，情绪稳定，能够配合治疗和护理。 2. 患者氧饱和度维持在正常范围，未发生低效呼吸形态。 3. 患者能将痰液排出。 4. 患者疼痛评分控制在 3 分以下，主诉疼痛可以忍受。 5. 患者咳嗽时引流管水柱有波动，引流通畅。 6. 患者水电解质紊乱得以纠正。 7. 患者在恢复室未出现术后并发症
知识点总结	有效呼吸分类	胸式呼吸（预防肺不张），腹式呼吸
	胸腔引流瓶的分类	1. 单腔：（集液瓶）引流液体。 2. 双腔：（集液瓶+水封瓶）引流液体和气体，引流液体时，水封下的密闭系统不受引流量影响。 3. 三腔：（集液瓶+水封瓶+负压瓶）引流液体和气体，同时给予一个施加抽吸力的控制瓶，不可以重复使用，吸满即换
	胸腔引流瓶的护理措施	1. 患者采取半卧位。 2. 引流装置的位置。 （1）引流气体：锁骨中线第 2 肋间。 （2）引流液体：腋中线及腋后线之间的第 6～8 肋。 （3）引流脓液：脓肿的最低点。 （4）上肺叶切除——2 根，上——排气，下——排液。 3. 术后 6 小时内每 15～30 分钟挤压引流管一次，防止引流管扭曲、压迫、堵塞。 4. 鼓励患者咳嗽，做深呼吸运动及更换体位，以利于胸腔内液体和气体排出，促进肺扩张。 5. 几种常见的异常水柱波动分析。 （1）水柱与水平面静止不动：提示水柱上的管腔有漏气，使之与大气相通，或者管道打折、受压。 （2）水柱在水平面上静止不动：多提示肺部已经复张，胸腔内负压建立。 （3）水柱在水平面下静止不动：提示胸腔内正压，有气胸。 （4）水柱波动过大：超过 6～10 cmH$_2$O，提示肺不张或者残腔大。 （5）深呼吸或者咳嗽时水封瓶内出现气泡，提示有气胸或者残腔内积气多。 6. 脱管的处理。 （1）水封瓶损坏或者连接处脱落：立即用两把钳子夹闭软质的引流管，立即更换无菌的引流装置。 （2）引流管脱落：及时用手捏住伤口，消毒后用凡士林纱布封闭伤口，告知医生协助处理，绝不能擅自将脱出的引流管再次插入胸腔

续表

知识点总结		
	胸腔引流管护理的注意事项	1. 水封瓶的液面应该低于引流胸腔出口平面 60～100 cm。 2. 定时挤压引流管，15～30 min 一次
	疼痛评分工具	1. 直观模拟评分表（Visual Analogue Scale，VAS）。 VAS 是各种痛觉评分法中最敏感的一种评估量表。在一条 10 cm 长的直线的两端分别用文字注明"无痛"和"剧痛"，让患者根据自己的痛觉在线上最能反映自己疼痛程度之处画一交叉线，标记出疼痛程度，见下图。 VAS 简单易行、有效，相对比较客观，而且敏感。但此评分表刻度较为抽象，标记线时需要必要的感觉、运动和知觉能力，不适合文化程度较低或认知损害者。 无痛　　　　　　　　　　剧痛 2. 数字评定量表（Numeric Rating Scale，NRS）。 NRS 是应用范围最广的单维度评估量表。将一条直线平均分成 10 份，在每个点用数字 0～10 分表示疼痛依次加重的程度，0 分为无痛，10 分为剧痛，让患者自己圈出最能代表自身疼痛程度的数字，0 分为无痛；1～3 分为轻度疼痛；4～6 分为中度疼痛；7～10 分为重度疼痛，见下图。此量表适用于老年人和文化程度较低者，在国际上较为通用。 0　1　2　3　4　5　6　7　8　9　10 无痛　　　　　　　　　　　　剧痛 3. 言语描述疼痛量表（Verbal Rating Scale，VRS）。 VRS 是最早应用于疼痛研究的量表。最轻疼痛程度为 0 分，每级增加 1 分，每个级别都有相应的评分标准，便于定量分析疼痛程度，包括以下 3 个量表。 VRS-4：①无疼痛；②轻微疼痛；③中度疼痛；④剧烈疼痛。无疼痛为 0 分，每级增加 1 分。此方法简便，患者的容易理解，但不精确，不适合临床科研。 VRS-5：①轻微疼痛；②引起不适感的疼痛；③具有窘迫感的疼痛；④严重疼痛；⑤剧烈疼痛。轻微疼痛为 0 分，每级增加 1 分。 VRS：该量表每个分级都有对疼痛程度的描述，见下图。0 分表示疼痛；1 分表示轻度疼痛，可忍受，能正常生活睡眠；2 分表示中度疼痛，适当影响睡眠，需用止痛药；3 分表示重度疼痛，影响睡眠，需用麻醉止痛剂；4 分表示剧烈疼痛，影响睡眠较重，并有其他症状；5 分表示无法忍受，严重影响睡眠，并有其他症状。此量表患者易于理解，但缺乏精确度，有时患者很难找出与自己的疼痛程度相对应的评分，从而影响疼痛管理与治疗

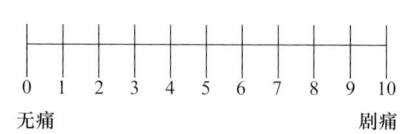

续表

知识点总结	疼痛评分工具	
		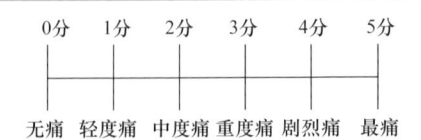 0分　1分　2分　3分　4分　5分 无痛　轻度痛　中度痛　重度痛　剧烈痛　最痛 4. Wong-Baker 面部表情疼痛量表。 该评价量表采用6种面部表情从微笑至哭泣表达疼痛程度，最适用于3岁及以上人群，没有特定的文化背景和性别要求，易于掌握，见下图。尤其适用于急性疼痛者、老人、小儿、表达能力丧失者、存在语言或文化差异者。 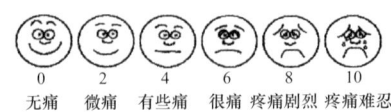 　0　2　4　6　8　10 无痛　微痛　有些痛　很痛　疼痛剧烈　疼痛难忍 5. 长海痛尺。 长海痛尺是将 NRS 和 VRS 相结合，用 VRS 和 NRS 的刻度进行解释、限定，发挥两者的优点，既有比较精确的 0～10 的刻度来评分，又有患者易于理解的文字描述。因此护士对患者进行宣教也相对容易，从而保证评价结果能够真实地反映患者的疼痛感觉，见下图。 对于无力指示量尺上数字的患者，可嘱患者眨眼来帮助评估疼痛；此外，还可利用患者拇指和食指之间张开的角度来表示自身的疼痛，两个手指张开角度越大，表示痛觉强度越高。 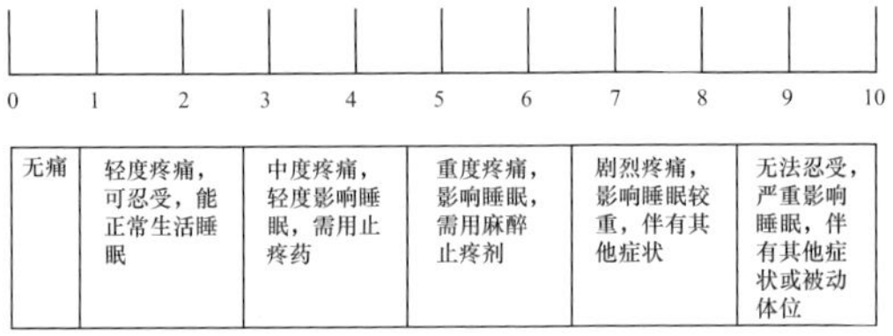 0　1　2　3　4　5　6　7　8　9　10 | 无痛	轻度疼痛，可忍受，能正常生活睡眠	中度疼痛，轻度影响睡眠，需用止疼药	重度疼痛，影响睡眠，需用麻醉止疼剂	剧烈疼痛，影响睡眠较重，伴有其他症状	无法忍受，严重影响睡眠，伴有其他症状或被动体位 | 6. 五指法。 五指法即伸出手掌，大拇指代表剧痛、食指代表重度痛、中指代表中度痛、无名指代表轻度痛、小拇指代表不痛，临床儿童患者在疼痛状态下很难耐心听取护士的详细解释，而儿童的感性认识的启蒙教育是从手指开始的，所以五指法易于被儿童接受。 7. 六点行为评分法。 以疼痛对其行为的影响程度表达疼痛强度。按每级1分，从0分无疼痛到5分剧烈疼痛无法从事正常工作和学习共6个级别（0～5分）；也可将无疼痛计为1分的6个级别评定计分方法（1～6分）。6个级别表述：①无疼痛；②有疼痛但容易忽视；③有疼痛，无法忽视，不干扰日常工作；④有疼痛，无法忽视，干扰注意力；⑤有疼痛，无法忽视，所有日常工作都受影响，但生活能基本自理；⑥剧烈疼痛，需休息或卧床休息。此方法多用于头痛的定量测定，也可用于对疼痛患者的对比研究。采用疼痛对行为的影响来表达疼痛强度，贴近患者的生活，有一定的客观性，便于理解，适用于出院后的随访

第三部分 左侧人工全髋关节置换术

（3）Left Totalhip replacement

许晓梦 | 护师

目的：在护理查房中以术后患者为中心，护理人员以护理为框架，以解决问题为目的，清除安全隐患。提高护理人员的专业水平，提供优质护理服务	
日期	2020 年 5 月 11 日
查房照片	
手术名称	左侧人工全髋关节置换术
麻醉方式	椎管内麻醉
术中体位	健侧卧位
基础资料	患者金某某，女性，63 岁，身高 150 cm，体重 57 kg。 疾病史：高血压、糖尿病、冠心病。 过敏史：（鲁抗）注射用青霉素钠。 家族史：无遗传病史。 手术史：白内障超声乳化摘除术 + 人工晶体植入术、心脏支架植入术（3 支）
相关检查	心电图：完全性左束支传导阻滞。 实验室检查：Hb：110 g/L，PLT：379×10^9/L，WBC：7.60×10^9/L，APTT：28.60 s。 D- 二聚体测定：0.27 mg/L，PT：10.80 s，INR：0.94。 感染免疫：正常。 一般体格检查：神志清、精神可、营养良好，无假牙、活动的牙齿，张口度 3 横指，体型偏瘦
恢复室接班内容	1. 麻醉护士交班。 （1）患者基本信息及特殊病史如上。 （2）入室血压 143/54 mmHg，心率 75 次 / 分，呼吸频率 16 次 / 分，氧饱合度 100%，患者麻醉诱导结束后测麻醉平面为 T6，血压下降至 100 ～ 110/40 ～ 50 mmHg，心率下降至 45 ～ 50 次 / 分，遵医嘱给予阿托品 0.5 mg 静脉注射，麻黄素 6 mg 静脉注射

续表

恢复室接班内容		（3）术中用药。 ①遵医嘱给予地塞米松 10 mg 静脉注射，昂丹司琼 8 mg 静脉注射。 ②手术开始 35 分钟后，患者主诉头晕、恶心，遵医嘱给予氟芬合剂伐 1.5 ml 静脉注射。 ③10 分钟后患者主诉心慌胸闷、心前区不适，遵医嘱给予硝酸甘油 8 ml/L 持续泵入，约 1.5 小时后遵医嘱停药。 ④期间两次给予咪达唑仑 1 mg 静脉注射，镇静。 ⑤第二次血气分析后给予碳酸氢钠 80 ml 静脉滴注，第三次血气后再次给予碳酸氢钠 80 ml 静脉滴注。 （4）术中血气。 第一次：pH: 7.509，Hb: 10.8 g/dL，$PaCO_2$: 21.5 mmHg，Glu: 8.5 mmol/L，cLac: 0.8 mmol/L，BE: −6.0 mmol/L，K^+: 4.4 mmol/L，Na^+: 143 mmol/L，Ca^{2+}: 1.2 mmol/L，HCO_3^-: 20.1 mmHg。 第二次：pH: 7.308，Hb: 10.7 g/dL，$PaCO_2$: 40.1 mmHg，Glu: 11.0 mmol/L，cLac: 0.6 mmol/L，BE: −6.2 mmol/L，K^+: 4.8 mmol/L，Na^+: 141 mmol/L，Ca^{2+}: 1.26 mmol/L，HCO_3^-: 19.7 mmHg。 第三次：pH: 7.353，Hb: 10.6 g/dL，$PaCO_2$, 36.9，Glu: 12.2 mmol/L，cLac: 0.7 mmol/L，BE: −5.1 mmol/L，K^+: 4.4 mmol/L，Na^+: 144 mmol/L，Ca^{2+}: 1.14 mmol/L，HCO_3^-: 20.6 mmHg。 （5）液体出入量：术中补液共 2 185 ml（含输血量：400 ml 红细胞，血浆 175 ml），失血量 500 ml，尿量 600 ml。 2. 巡回护士交班。 （1）患者携带物：外科引流管（左髋部 14 号手雷式负压引流球）引流量未达到 10 ml。 （2）皮肤无压红。 （3）尿管 16 号在位
恢复室护理要点	护理评估	1. 患肢末梢血液循环状况良好。 2. 患者入恢复室躁动，主诉有尿意。 3. 患者有冠心病病史，术中感觉心慌胸闷，心前区不适。 4. 患者酸碱平衡失调。 5. 患者术中 I/O 为 +1 085 ml，且血色素偏低（10.6 g/mL）。 6. 患者麻醉平面为 T10，下肢持续麻木无法活动。 7. 患者引流管在位通畅，引流量不超过 10 ml
	护理诊断	1. 有血管神经损伤的危险：与术中操作不当有关。 2. 患者舒适度的改变：与导尿管置入刺激有关。 3. 心律失常：与冠心病病史有关。 4. 酸碱平衡失调：与患者本身基础疾病（高血压、糖尿病）影响代偿功能有关。 5. 有皮肤完整性受损的危险：与被迫体位有关。 6. 引流管脱出的危险：与过床活动导致引流管牵拉、折叠、受压、摩擦、脱落，及体表固定处活动出血有关。 7. 潜在并发症：感染、下肢静脉血栓等

恢复室护理要点	护理目标	1. 维持患肢循环稳定。 2. 患者情绪稳定，躁动减轻，能够配合治疗和护理。 3. 患者心慌胸闷、心前区不适感减轻直至消失。 4. 患者酸碱平衡失调状态得到纠正。 5. 病人皮肤完整，未出现压疮。 6. 患者导管在位通畅。 7. 患者未出现并发症，患肢末梢血液循环良好
	护理措施	1. 保持正确姿势，注意患肢是否维持外展。 2. 抬高患肢15度，两腿间夹A字枕，以保持外展15～20度，勿让患肢外旋，以防股骨脱臼。 3. 术后使用圆滚木翻身。 4. 注意末梢血液循环、神经活动及活动能力：即"6P"（疼痛、苍白、麻痹、脉搏消失、感觉异常、温度改变）。 5. 安抚患者情绪，解释不适感原因。 6. 时刻监测患者生命体征，注意观察患者呼吸是否正常（短促），询问患者是否有心慌胸闷、胸部压迫感及心前区不适等。 7. 告知主诊医生并遵医嘱给予硝酸甘油持续泵入，严密监测患者生命体征并询问患者心慌胸闷现象有无改善。 8. 遵医嘱给予碳酸氢钠溶液静脉滴注以纠正酸度。 9. 及时进行血气分析检测酸碱度变化并汇报医生。 10. 术中在骶尾部及其他易受压部位贴减压贴，减轻压力，防止压伤。 11. 恢复室观察期间应注意观察患者皮肤，出现轻微压红可在患处涂抹红霉素软膏，垫软垫或枕头等缓解压力，预防压疮。 12. 宣教鼓励患者回病房后卧床时间较久应经常变换体位，保持床单元整洁等，预防压疮产生。 13. 过床或更换体位时先保护好引流管路再进行操作。 14. 注意观察患者体温、心率（T: 36.6℃, HR: 60次/分）等变化。 15. 做好下肢活动宣教（不能自主活动时让家属按摩腿部，促进血液流通，也可用下肢静脉血栓预防气压泵治疗，能自主运动时可先在床上活动健侧肢体，促进血液流通，防止下肢静脉血栓）
	护理评价	1. 患者末梢血液循环状况良好，无疼痛、麻痹、感觉、温度改变，皮肤颜色及搏动均正常。 2. 患者躁动消除，情绪稳定，能够配合治疗和护理。 3. 患者心慌胸闷、心前区不适感消失。 4. 患者酸碱平衡失调得到纠正（pH: 7.362, cLac: 1.0 mmol/L, BE: −1.9 mmol/L, K^+: 4.4 mmol/L, Ca^{2+}: 1.2 mmol/L）。 5. 患者在恢复室未出现皮肤破损、压疮。 6. 患者引流管在位通畅，引流液未超过15 ml。 7. 患者在恢复室未出现术后并发症

续表

知识点总结	酸碱平衡的判断	1. pH 小于 7.35 为酸血症，大于 7.35 为碱血症，pH 正常时也不能排除酸碱失衡，需要进一步核对 $PaCO_2$、HCO_3^-。 2. 原发性酸碱平衡判定（原发变化决定 pH 方向，代偿变化不足以抵消原发变化）。 当 pH 小于 7.35 时，PCO_2 升高为呼吸性酸中毒，降低为代谢性酸中毒，当 pH 大于 7.35 时，PCO_2 升高为代谢性碱中毒，降低为呼吸性碱中毒。 （1）代谢性酸中毒。 ①代偿期：血浆 pH 可正常，但是 HCO_3 剩余碱（BE）和 $PaCO_2$ 有一定程度降低； ②失代偿期：血浆 pH 小于 7.35，血浆 HCO_3^- 降低，$PaCO_2$ 一定程度降低或正常。 （2）代谢性碱中毒。 ①失代偿期：血浆 pH 值和 HCO_3^- 明显增高，$PaCO_2$ 正常； ②代偿期：血浆 pH 值可在正常范围，但 HCO_3 和 BE 均有一定程度增高。 呼酸：血浆 pH 值降低，$PaCO_2$ 增高，血浆 HCO_3^- 可正常。 呼碱：pH 值增高，$PaCO_2$ 和血浆 HCO_3^- 下降
	冠心病的要点	定义：由于冠状动脉粥样硬化使血管腔狭窄或堵塞，引起冠状动脉供血不足，导致心肌缺血、缺氧或坏死的一种心脏病。 诱因：冠心病的危险因素包括可改变的危险因素和不可改变的危险因素。可改变的危险因素有：高血压、血脂异常（总胆固醇过高或低密度脂蛋白胆固醇过高、甘油三酯过高、高密度脂蛋白胆固醇过低）、超重/肥胖、高血糖/糖尿病，不良生活方式包括吸烟、不合理膳食（高脂肪、高胆固醇、高热量等）、缺少体力活动、过量饮酒，以及社会心理因素。不可改变的危险因素有：性别、年龄、家族史。此外，与感染有关，如巨细胞病毒、肺炎衣原体、幽门螺杆菌等。冠心病的发作常常与季节变化、情绪激动、体力活动增加、饱食、大量吸烟和饮酒等有关。 临床表现：典型性胸痛（心绞痛、心肌梗死）。 心电图是诊断冠心病最简便、常用的方法。 心绞痛发作时 S-T 段异常压低，变异型心绞痛患者出现一过性 S-T 段抬高。 不稳定型心绞痛多有明显的 S-T 段压低和 T 波倒置。 心肌梗死时的心电图表现：①急性期有异常 Q 波、S-T 段抬高；②亚急性期仅有异常 Q 波和 T 波倒置（梗死后数天至数星期）；③慢性或陈旧性期（3~6 个月）仅有异常 Q 波，若 S-T 段抬高持续 6 个月以上，则有可能并发室壁瘤，若 T 波持久倒置，则称陈旧性心肌梗死伴冠脉缺血。 护理：严密监测患者生命体征，及时报告医生，拉十二导联心电图分析心绞痛与心肌梗死的区别
	下肢静脉血栓的预防及护理要点	1. 基础预防措施。 （1）术中规范使用止血带。 （2）术中和术后适度补液。 （3）嘱患者早期开始下肢主动或被动活动。 （4）有创操作或手术操作动作要轻柔精细，避免静脉内膜损伤。 （5）术中抬高患肢

续表

知识点总结	下肢静脉血栓的预防及护理要点	2．物理预防措施。 （1）间歇性充气加压装置。 （2）梯度压力弹力袜。 （3）足底静脉泵。 3．药物预防。 （1）普通肝素。 （2）低分子肝素钠。 （3）口服抗凝药。
	术中补液原则	"421"原则、先晶后胶、先盐后糖、先快后慢、液种交替、见尿补钾

第四部分　髓核摘除术

（4）Nucleus pulposus removal（Laminectomy）procedure

何　苗　｜　护师

目的：在护理查房中以术后患者为中心，护理人员以护理为框架，以解决问题为目的，清除安全隐患。提高护理人员的专业水平，提供优质护理服务	
日期：2020 年 5 月 18 日	
查房照片	
手术名称	髓核摘除术
麻醉方式	全麻
术中体位	俯卧位
基础资料	患者杨某，女性，56 岁，身高 150 cm，体重 57 kg。 疾病史：高血压。 过敏史：无过敏史。 家族史：无遗传病史。 手术史：无手术史。

续表

相关检查		心电图：窦性心律。 实验室检查。Hb：124 g/L，PLT：338×10^9/L，WBC：7.43×10^9/L，APTT：25.50 s。 D- 二聚体测定：0.16 mg/L，PT：10.90 s，INR：0.94。 感染免疫：正常。 一般体格检查：神志清、精神可、营养良好，无假牙、活动的牙齿，张口度 3 横指，体型偏胖。 专科检查：胸 12- 腰 1、腰 1-2 椎间盘膨出，腰 2-3、腰 3-4 椎间盘向后突出（中央型），腰 4-5 椎间盘突出（椎间孔）。腰椎退行性改变。
恢复室接班内容		1．麻醉护士交班。 （1）患者基本信息及特殊病史，患者平素有高血压病史。 （2）患者生命体征：入室血压 167/98 mmHg，心率 66 次 / 分，呼吸频率 19 次 / 分，氧饱合度为 98%。患者麻醉诱导结束后血压维持在 120/70 mmHg 左右，心率为 60 次 / 分，机控呼吸，氧饱合度为 100%。手术过程中生命体征平稳，血压维持在 120～130 mmHg/70～80 mmHg，心率在 50～70 次 / 分，机控呼吸，氧饱合度为 100%。拔管后血压再次回升至 160/80 mmHg 左右，心率为 70 次 / 分左右。 （3）术中血气：pH：7.395，Hb：13.0 g/dL，PO$_2$：267 mmHg，PaCO$_2$：44.8 mmHg，Glu：6.8 mmol/L，cLac：0.7 mmol/L，BE：-6.0 mmol/L，K$^+$：3.4 mmol/L，Na$^+$：145 mmol/L，Ca^{2+}：1.18 mmol/L，HCO$_3^-$：27.4 mmHg （4）术中用药：地塞米松 10 mg 静脉注射，帕洛诺司琼 0.25 mg 静脉注射，手术开始时追加舒芬太尼 10 μg。手术结束拔管给予一次拮抗（阿托品 0.5 mg + 新斯的明 1 mg 静脉注射）。 （5）液体出入量：术中补液 600 ml（胶体 500 ml、晶体 100 ml），出血 20 ml，尿量为 200 ml。 2．巡回护士交班。 （1）患者携带物：外科引流管（腰背部 10 号引流管）引流量未达到 10 ml。 （2）尿管 16 号在位。 （3）右侧髋部有轻微压红
恢复室护理要点	护理评估	1．患者动脉血气氧分压低。 2．患者口腔分泌物较多且痰液黏稠。 3．患者右侧髂前上棘皮肤有压红。 4．患者引流管在位通畅，引流量不超过 10 ml。 5．患者主诉腰背部轻微疼痛。 6．患者主诉眼部有轻微异物感。 7．患者入恢复室躁动，主诉有尿意。
	护理诊断	1．气体交换受损：与全麻术后肺不张、咳嗽无力有关。 2．清理呼吸道无效：与分泌物过多或过稠且无法自行排出有关。 3．有皮肤完整性受损的危险：与手术体位有关。 4．有引流效能降低的危险：与引流管牵拉、折叠、受压、摩擦、脱落、体表固定处活动出血或患者躁动有关。 5．疼痛：与手术后创伤有关。 6．有角膜组织完整性受损的危险：与手术体位、手术时长有关。 7．患者舒适度的改变：与置入尿管刺激有关。 8．潜在并发症：神经损伤、脑脊液漏等

续表

恢复室护理要点	护理目标	1. 患者动脉氧分压在 83～108mmHg 内。 2. 患者痰液稀释、口腔分泌物减少，并能通过有效咳嗽自行排出。 3. 患者压红部位的皮肤完整，没有发生破溃或压疮。 4. 患者引流管在位通畅。 5. 患者疼痛评分在 5 分以下（数字评分法）。 6. 患者眼部无肿胀、无视觉受损。 7. 患者接受并了解留置尿管的意义，BCS 舒适评分在 2 分以上。 8. 患者未出现相关并发症
	护理措施	1. 入恢复室对于拔管后氧饱合度正常范围的患者先给予鼻导管吸氧，氧合不好的患者进行面罩吸氧。 2. 给患者进行动脉血气分析观察氧分压，及时给患者更换合适的吸氧工具（吸氧面罩或纯氧面罩），术后有给拮抗药的患者要关注肌松的代谢时间，关注呼吸。 3. 入恢复室后给患者 8～10 L/min，氧浓度在 40% 的雾化吸入，稀释痰液。 4. 指导患者进行有效咳嗽。 5. 对于无法自主咳嗽的患者，必要时给患者行吸痰或者拍背。 6. 入恢复室后评估皮肤压红的程度，评估有无形成压疮。 7. 对压红部位的皮肤涂抹红霉素软膏，垫软枕头等缓解压力，并密切观察患者的皮肤好转程度。 8. 在恢复室的交接班确认单上记录压红的部位、程度，便于交接班和记录。 9. 入恢复室后将引流管置于患者的两腿之间，观察引流管是否脱出、折叠、通畅，引流液的量、性状。在过床或者更换体位时再次注意引流管是否在位通畅。 10. 每隔 15 分钟观察一次引流液，看是否有活动性出血，若引流球内引流量大于 100 ml 或引流盘内引流量大于 200 ml，要及时汇报外科医生。 11. 对患者的疼痛进行评分，让患者说出疼痛的部位、性质和程度。 12. 疼痛程度较轻的患者，给予安抚，缓解因疼痛产生的焦虑情绪；疼痛严重者询问医生是否需要给予镇痛泵或镇痛药。 13. 对于使用阿片类镇痛药的患者，要关注患者的呼吸变化。 14. 给完镇痛药后观察 30 分钟后，再次进行疼痛评分，观察疼痛是否缓解。 15. 麻醉后给患者眼部涂抹眼药膏，并用保护膜粘贴，将头面部放在马蹄形头圈上将眼睛眼空，术中要观察眼部是否受压。 16. 入恢复室后观察患者眼部周围的情况，观察眼部外观是否肿胀，询问患者是否视力如常。 17. 擦净患者眼部周围的眼药膏，观察一段时间后看有无好转。对于视力依旧没有好转的患者，必要时请眼科会诊。 18. 指导患者正确排尿，解释原因，帮助患者适应留置尿管的刺激反应。 19. 密切关注尿量，观察尿管是否通畅。 20. 观察有无并发症的发生，监测患者生命体征，观察下肢感觉、运动情况，加强引流液的观察。常见并发症为神经损伤和脑脊液漏，需予以积极预防。 21. 注意末梢血液循环，神经活动及活动能力：即"6P"（疼痛、苍白、麻痹、脉搏消失、感觉异常、温度改变）

续表

护理评价		1. 患者的动脉氧分压都在 83 mmHg 以上。 2. 患者通气佳，呼吸功能正常。 3. 患者压红部位的皮肤恢复正常。 4. 引流管在位通畅，引流液 15 ml，性状、颜色均正常。 5. 患者疼痛评分为 3 分。 6. 患者眼部外观无肿胀，自诉视力如常。 7. 患者舒适评分为 3 分，能正确排尿，适应尿管的置入。 8. 患者在恢复室未出现相关并发症
BCS舒适评分		0 分：持续疼痛。 1 分：安静时无痛，深呼吸或咳嗽时疼痛严重。 2 分：平卧安静时无痛，深呼吸或咳嗽时轻微疼痛。 3 分：深呼吸时亦无痛。 4 分：咳嗽时亦无痛
知识点总结	疼痛的评估工具	1. 数字评分法：用数字 0～10 代替文字来表示疼痛的程度。将一条直线等分成 10 段，按 0～10 分的次序评估疼痛程度。0 分为无痛，10 分为剧痛，中间次序表示疼痛的不同程度。 2. 文字描述评定法：将一条直线等分为 5 段，每个点都有相应的描述疼痛程度的文字，从"没有疼痛""轻度疼痛""中度疼痛""重度疼痛""非常严重的疼痛"到"无法忍受的疼痛"。 3. 视觉模拟评分法：用一条直线，不做任何划分，仅在直线的两端分别注明"不痛"和"剧痛"，请患者根据自己对疼痛的实际感觉在直线上标记疼痛的程度。 4. 面部表情疼痛评定法：采用面部表情来表达疼痛程度，从左到右六张面部表情，最左边的脸表示无疼痛，依次表示疼痛越来越重，直至最右边的脸表示极度疼痛。请患者立即指出能反映他/她疼痛的那张面部表情图。 5. 按 WHO 的疼痛分级标准进行评估，疼痛分为 4 级。 0 级：指无痛。 1 级（轻度疼痛）：平卧时无疼痛，翻身咳嗽时有轻度疼痛，但可以忍受，睡眠不受影响。 2 级（中度疼痛）：静卧时痛，翻身咳嗽时加剧，不能忍受，睡眠受干扰，要求用镇痛药。 3 级（重度疼痛）：静卧时疼痛剧烈，不能忍受，睡眠严重受干扰，需要用镇痛药。 6. Prince-Henry 评分法：主要适用于胸腹部大手术后或气管切开插管不能说话的患者，需要在术前训练患者用手势来表达疼痛程度。可分为 5 个等级，分别赋予 0~4 分的分值以评估疼痛程度，其评分方法为： 0 分：咳嗽时无疼痛。 1 分：咳嗽时有疼痛发生。 2 分：安静时无疼痛，但深呼吸时有疼痛发生。 3 分：静息状态时有疼痛，但较轻微，可忍受。 4 分：静息状态时有剧烈疼痛，并难以忍受。 7. 其他详细的疼痛评估工具可参考第二部分的恢复室护理查房知识点总结

续表

知识点总结	下肢静脉血栓的预防及护理要点	1. 基础预防措施。 （1）术中规范使用止血带。 （2）术中和术后适度补液。 （3）嘱患者早期开始下肢主动或被动活动。 （4）有创操作或手术操作动作要轻柔精细，避免静脉内膜损伤。 （5）术中抬高患肢。 2. 物理预防措施。 （1）间歇性充气加压装置。 （2）梯度压力弹力袜。 （3）足底静脉泵。 3. 药物预防。 （1）普通肝素。 （2）低分子肝素钠。 （3）口服抗凝药
	压疮的分期	1. 一期压疮：皮肤完整、发红，与周围皮肤界限清楚，压之不退色，伴疼痛、皮温变化，常局限于骨隆突处。 2. 二期压疮：部分表皮缺损，皮肤表浅溃疡，基底红、无结痂；也可为完整或破溃的充血性水疱。 3. 三期压疮：全层皮肤缺失，但骨、肌腱或肌肉尚未暴露，可有潜行和窦道。 4. 四期压疮：全层皮肤缺失，骨、肌腱或肌肉外露，局部可有坏死组织或焦痂，通常有潜行和窦道。 5. 可疑深部组织损伤：皮肤完整，但由于压力或剪切力造成皮下软组织损伤，皮肤颜色改变，呈紫色或褐红色，或出现充血性水疱，可伴疼痛、硬块；肤色较深部位，深部组织损伤难以检出，须在完成清创后方能准确分期。 6. 难以分期的压疮：全层皮肤缺失，但溃疡基底部覆有腐痂和（或）痂皮。需在腐痂或痂皮充分去除后方能确定真正的深度和分期
	有效咳嗽	咳嗽是一种防御性呼吸反射，可排出呼吸道内的异物、分泌物，具有清洁、保护和维护呼吸道通畅的作用。适用于神志清醒尚能咳嗽的患者。护士应对患者进行指导，帮助患者学会有效咳嗽的方法。促进有效咳嗽的主要措施： （1）改变患者姿势，使分泌物流入大气道内便于咳出。 （2）鼓励患者做缩唇呼吸，即鼻吸气，口缩唇呼气，以引发咳嗽反射。 （3）在病情许可情况下，增加患者活动量，有利于痰液的松动。 （4）双手稳定地按压胸壁下侧，提供一个坚实的力量，有助于咳嗽。 有效咳嗽的步骤为：患者取坐位或半卧位，屈膝，上身前倾，双手抱膝或在胸部和膝盖上置一枕头并用两肋夹紧，深吸气后屏气3秒（有伤口者，护士应将双手压在切口的两侧），然后患者腹肌用力，两手抓紧支持物（脚和枕头），用力做爆破性咳嗽，将痰液咳出
	叩击	叩击指用手叩打胸部，借助振动，使分泌物松脱而排出体外。适用于长期卧床、久病体弱、排痰无力的患者。叩击的手法是：患者取坐位或卧位，操作者将手固定成背隆掌空状，即手背隆起，手掌中空，手指弯曲拇指紧靠食指，有节奏地从肺底自下而上，由外向内轻轻叩打。边叩边鼓励患者咳嗽。注意不可在裸露的皮肤、肋骨上下、脊柱、乳房等部位叩击

续表

知识点总结	体位引流	置患者于特殊体位，将肺与支气管所存积的分泌物，借助重力作用使其流入大气管并咳出体外，称体位引流。适用于痰量较多、呼吸功能尚好的支气管扩张、肺脓肿等患者，可起到重要的治疗作用。对严重高血压、心力衰竭、高龄、极度衰弱、意识不清等患者应禁用。其实施要点为： （1）患者体位要求是患肺处于高位，其引流的支气管开口向下，便于分泌物顺体位引流而咳出。临床上应根据不同的病变部位采取相应的体位进行引流。 （2）嘱患者间歇深呼吸并尽力咳痰，护士轻叩相应部位，提高引流效果。 （3）痰液黏稠不易引流时，可给予蒸气吸入、超声雾化吸入、祛痰药，有利于排出痰液。 （4）宜在空腹时进行体位引流，每日 2~4 次，每次 15~30 分钟。 （5）体位引流时应监测：①患者的反应，如出现头晕、面色苍白、出冷汗、血压下降等情况，应停止引流；②引流液的色、质、量应予以记录。如引流液大量涌出，应注意防止窒息。如引流液每日小于 30 ml，可停止引流。叩击与体位引流后，遂即进行深呼吸和咳嗽，有利于分泌物的排出
	吸痰法	经口、鼻腔、人工气道将呼吸道的分泌物吸出，以保持呼吸道通畅，预防吸入性肺炎、肺不张、窒息等并发症的一种方法。临床上主要用于因年老体弱、危重、昏迷、麻醉未清醒前等各种原因引起的不能有效咳嗽、排痰者。
	俯卧位压疮好发部位	好发于面颊部、耳廓、肩部、女性乳房、男性生殖器、髂嵴、膝部及足尖部

【拓展习题答案】

第一节
1. C 2. B 3. B 4. B 5. A
第二节
1. A 2. D 3. C 4. D 5. ABCD
第三节
1. A 2. D 3. C 4. D 5. B
第四节
1. A 2. C 3. D 4. C 5. ABCD
第五节
1. A 2. B 3. B 4. A 5. ABCD
第六节
1. ABD 2. C 3. D 4. ABD 5. A

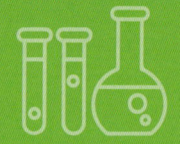

第八节　模拟教案

Section 8　Simulation teaching plan

模拟教案是教师经过教学设计，以临床实际发生案例改写或临床开展业务学习为出发点编写的具体教学方案，是授课思路、教学内容、教学技能的客观反映。以下采用2018年全国高校（医学类）微课教学比赛教学设计方案格式，加入本科室过敏性休克的围麻醉期照护紧急预案为参考，希望麻醉医护同仁一起参与学习，并给同仁们带来一点启发。以下是本院麻醉护理教师对于教案编写的要求及格式，临床科室编写前大家可以自行参考。

教案编写要求

1. 教师每次上课前必须写出本次所授课程的模拟教案（所有的理论课和实验、实训等实践课），不能无教案或借他人教案进行授课。

2. 授课教案应根据专业技术领域发展、教学要求变化、学生实际水平，以及临床指导教师以往教学的课后小结、批注等进行补充、修改或重写，以保持教学内容的先进性和适用性。

3. 教师应认真分析教学内容，按照紧急预案处理流程大纲要求，制定出适合不同层次学生的教案。同一授课内容，若层次不同，则讲授内容的侧重点则不一样，讲授内容的深度、广度也会有差别，不能一概而论。

4. 实践教学教案应与理论教学教案分开编写；对于公共课、难课、新课，提倡由学系（教研室）组织进行集体备课；公共课教案主体（教学目的和要求，教学进度，重点难点内容，教学内容及过程等）应相同。

5. 教案编写要求内容简明、条理清楚、教学目的明确、教学内容设置合理、重点难点清晰。

6. 妥善保存各阶段的教案（纸质版或电子版），并配合好医院的教学检查和归档等工作。

教学设计方案

标题	模拟围麻醉期过敏性休克的护理	所属课程	临床麻醉学、麻醉护理学
相关知识点	休克的症状和征兆	课程编码	1UA0-NA
授课对象	麻醉医护人员	授课时长	2 小时
使用教材	1. 麻醉护理学 刘保江主编 人民卫生出版社 2. 米勒麻醉学 曾因明主编 北京大学医学出版社 3. 2017 麻醉新进展 邓小明主编 人民卫生出版社 4. AHA ACLS 2015 年版本 5. 高雄医学大学附设医院麻醉科医护团队．（2013）．麻醉护理师袖珍指南－二版．九州图书文物有限公司． 6. 郑仁坤－校阅，& 陈应麟－编译．（2019）.MGH 临床麻醉手册（第九版）．九州岛图书总经销		
教学背景	过敏性休克是外界某些抗原性物质进入已致敏的机体后，通过免疫机制在短时间内发生的一种强烈的多脏器累及症群。通常都是突然发生且剧烈，若不及时处理，常危及生命。通过本次学习，在围麻醉期诱导前使用术前抗生素时发生过敏及时观察判断病情，积极采取措施，熟练掌握抢救程序及处理预案，提高抢救成功率。		
教学目标	知识目标： 1. 了解过敏性休克和困难气道的概念和病因； 2. 熟悉如何开展沟通和交班（TRM），休克初期的症状和征兆； 3. 掌握过敏性休克的急救措施，困难气道和心律不齐的处理措施； 过程目标： 通过情景模拟演练，实景展示教师指引，互动体验感悟教学。 情感目标： 利用情景模拟的角色扮演让学生体验临床的情境，学会应对特殊情景的处置措施，并掌握与家属沟通的技巧，再经问题讨论后，以正确的角色互动扮演，以强化医疗团队资源管理（Team resource management，TRM）的技能训练，培养稳重有效的业务素质。		
教学重点和难点	重点： 1. 过敏性休克的鉴别诊断； 2. 过敏性休克的护理措施； 3. 过敏性休克的急救措施； 难点： 1. 过敏性休克发生的机理； 2. 困难气道的判断；		
教学切入点	结合病人安全与临床成效指标，应用模拟教案将临床实务与日常工作当中临床沟通、危机处理及团队合作等能力做成效评估，借此提升医护团队团队照护能力与默契，促进交流与学习，进而提升病人安全文化。		

续表

标题	模拟围麻醉期过敏性休克的护理	所属课程	临床麻醉学、麻醉护理学
相关知识点	休克的症状和征兆	课程编码	1UA0-NA
授课对象	麻醉医护人员	授课时长	2小时
教学方法和过程	课前准备	1. 学员准备 演练前所需知识及技能： （1）休克的症状和体征 （2）过敏性休克的急救措施 （3）困难气道的管理措施 （4）了解团队资源管理（TRM）的观念、运作简述标准病人家属的角色 （1）资深、资浅麻醉住院医师各一位：考生 （2）麻醉护士1：考生 （3）麻醉护士2：考生 （4）一般温和的家属 （5）一般温和的外科医师 （6）一般温和的ICU医师	设计意图： 老师通过指导标准病人准备案例，学生通过准备，温故知新 教具： 知识点思维导图引导，利用模拟情境演练方式，除了安妮当病人外，其他参与人员为学生及受过训练的标准病人
	用物准备	2. 模拟用物准备 （1）病患特征： 手圈、急性病、叫痛、生命体征（HR：110/min，BP：150/90，T：37C，SpO_2：95%） （2）模拟场景：手术室 （3）模拟设备：静脉输液（一套在病人身上，一套备用）、急救车（含各式急救药物：肾上腺素、去甲肾上腺素、多巴胺、麻黄碱）、口鼻导气管、监护仪、SOAPME、H1和H2受体阻断剂、氢化可的松、困难插管用具（含喉罩）、电击器 （4）给学员的提示资料：心电图、X线结果 （5）检查报告 血液，生化【CBC】 Hb：9.2 mg/L 12.0-17.0 WBC：10.4 10^3/uL 4.00-10.00 Platelet：142 10^3/uL 140-450 【心电图】	地点：麻醉教研室 1. 胸片 2. 血气分析 【Blood Gas】 PH：7.44， PO2：90 mmHg， PCO2：40 mmHg HCO3：24， BE：2 PH：7.06， PO2：50 mmHg， PCO2：70 mmHg HCO3：12， BE：-16 最后一次血气 （学生有问再给） PH：7.32， PO2：120 mmHg PCO2：52 mmHg HCO3：20， BE：-2

续表

标题	模拟围麻醉期过敏性休克的护理	所属课程	临床麻醉学、麻醉护理学
相关知识点	休克的症状和征兆	课程编码	1UA0-NA
授课对象	麻醉医护人员	授课时长	2小时

教学方法和过程	情景模拟导入新课（5 min）	情景模拟切入： 70岁男性于浴室滑倒，被送到本院急诊，诊断为左侧股骨颈骨折，送进手术室准备接受开放性复位内固定手术。 过敏史：海鲜过敏且长期有过敏性鼻炎，异位性皮肤炎。 过去病史：糖尿病，高血压，心律不齐	骨折X光片
	情景展示（10 min）	（1）预防性抗生素给予五到十分钟之后 （2）低血压、失去意识 （3）皮肤红疹、喘鸣音 （4）发现困难插管 （5）呼吸道建立后窦性心动过速，低血压（HR：120/min，SBP：70） （6）快速心律失并发休克 Tachyarrhythmia with shock （7）病情相对稳定 （8）PEA（以上若未处理好）进入ACLS	过敏性皮疹照片
	学员讨论（15 min）	草拟教学重点/常犯错误 教学重点： （1）辨认过敏性休克 （2）过敏性休克的急救药物 （3）紧急预案—困难插管的处置 （4）团队技巧 （5）与家属沟通 常犯错误 （1）未发现过敏性休克 （2）困难插管处置计划没有先拟定 （3）心博过速合并休克，未及早同步电击 （4）任务分配模糊	通过模拟案例训练思考，提高学生对围麻醉期应急预案思考的重要性的认识，借而找出问题激发学习兴趣。
	教师点评讲解（20 min）	反馈要点： （1）觉得做得如何？哪里好？哪里要改进？ （2）过敏性休克的症状和处置？ （3）困难气管插管的处置？ （4）心博过速的处置？ （5）TRM在团队沟通以及交班运用？ 常犯的错误： （1）未发现过敏性休克 （2）困难插管处置没有事先拟定计划 （3）心动过速合并休克，未及早同步电击 （4）任务分配模糊	讨论本次课程的内容，巩固所学知识；明确过敏性休克鉴别诊断及后续应急处理反应的操作流程及如何处理；并安全完成处理

续表

标题	模拟围麻醉期过敏性休克的护理		所属课程	临床麻醉学、麻醉护理学
相关知识点	休克的症状和征兆		课程编码	1UA0-NA
授课对象	麻醉医护人员		授课时长	2小时
教学方法和过程	标准化情景演练(15 min)	（1）与现场护理师简单交班 （2）快速简报 briefing 并 call for help、给予大量输液，以及对休克鉴别诊断 （3）发现是过敏性休克、正确处置、考虑插管 （4）紧急预案—开始困难呼吸道流程 （5）判断心电图为 AF （6）判断需电击 （7）与家属、外科沟通，并与 ICU 交班（ISBAR） （8）BLS（possible）		通过标准化情景演练课堂小结，教学效果，为学生再次复习及教师改进教学提供信息
教学总结	形成完整的模拟教案教学设计方案的过程也是教师深入思考和综合教学的过程。此教学设计方案没有一固定的方式，临床状况多变，亦应避免被固定的框架所限制。根据每个学生的实际情况来订定教案教学目标，独到的见解和创意的设计，运用适当媒体和教具配合，以临床案例而并非照搬教学参考书做教材，才能让学生学以致用。			

02

第二章
麻醉护理病例分析

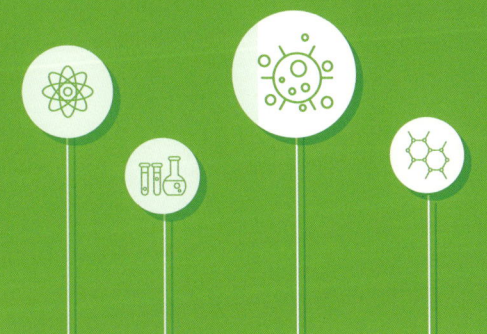

引 言

麻醉学是一门主要对人的基本生命功能进行研究、监测和调控的学科。其学科的知识体系和对从业人员的实践技能要求具有一定的特殊性。它是临床医学的重要组成部分，又在临床中处于特殊的地位，因此麻醉医生承受着独特的压力。为了更好地提高医疗质量，本章我们特别加入了当麻醉护理参与麻醉相关工作时，我们思维的切入角度成了临床工作中不可缺少的一部分，由此对麻醉护理相关的教育和培训提出了新的要求。规范化培训麻醉护理专科护士是保障患者安全的基础，也是提高医疗质量的前提。

一名合格的麻醉护理专科护士是麻醉医生的得力助手。因此麻醉护理专科护士必须要有丰富的理论知识、精湛的护理技能、严谨的工作态度以及和麻醉医生保持良好沟通的能力。本章以临床病例分析及疑难危重症病例分析的形式进行培训，集结了日常临床麻醉中出现的问题。每个病例均有至少5个问题，其中有2个问题倾向护理，实用性强，对于巩固相关学科知识、参与临床实践具有指导意义。

第一节 临床病例分析
Section 1 Analysis of clinical cases

【病例1】 患者男性，27岁，于椎管内麻醉下行"尿道良性肿物切除术+膀胱镜尿道镜检查"。既往史、术前检查无异常。患者入室后血压137/77 mmHg，心率78次/分，SpO_2 99%。行腰硬联合麻醉方式，麻醉平面为T8。

术中患者诉恶心，拟予帕诺洛司琼注射液止吐，给药后患者诉耳鸣、胡言乱语，立即查看药品名称及剂量，发现误给布比卡因37.5 mg静脉注射。立即更换输液器，并予丙泊酚120 mg静脉注射，同时面罩给氧，置入喉罩保持呼吸道通畅，并静脉泵入丙泊酚30 ml/h维持。术中血压维持95/56 mmHg，心率维持56次/分。术后1小时停用丙泊酚，呼唤患者睁眼，自主呼吸恢复后拔除喉罩，神清但言语不清。送入POR观察3小时无不适，生命体征平稳。

1. （单选题）该患者术中出现耳鸣、胡言乱语，考虑可能是（　　）。

    A．焦虑紧张　　　　　　　B．局麻药中毒

    C．平面过高　　　　　　　D．全脊麻

2. （单选题）局麻药中毒的原因有（　　）。

    A．一次用量超过患者耐受量

    B．局麻药误入血管

    C．注射部位血供丰富、或局麻药液内未加入肾上腺素，药物吸收过快

    D．患者体质衰弱，对局麻药耐受性差

3. （多选题）患者出现局麻药中毒现象，处理的方法有（　　）。

    A．停止注射局麻药

    B．发生惊厥时注意保护患者，可静脉注射10～20 mg安定，避免发生意外损伤

    C．吸氧，必要时机械通气

    D．开放静脉，必要时用血管活性药物维持血流动力学稳定

4．（单选题）预防局麻药中毒的措施包括（　　）。

　　A．使用最低有效浓度　　　　　　B．加入微量肾上腺素

　　C．给予麻醉前用药　　　　　　　D．加快注药速度

5．（多选题）当房间护理人员发现患者出现耳鸣、胡言乱语，应立即采取的措施有（　　）。

　　A．立即停止输液，告知房间医师

　　B．保证抢救药品齐全，抢救设备状态良好

　　C．患者生命体征平稳后，行药物核对处理

　　D．术后进行原因分析，并做出相应的应急预案

【参考答案】　　1．B　2．ABCD　3．ABCD　4．ABC　5．ABCD

【病例2】　　患者女性，65岁，54.5 kg，于全麻下行"右侧甲状腺癌根治术+双侧喉返神经探查术"。既往史、过敏史无异常，曾行剖宫产手术。心电图提示：窦性心律，短PR间期，左心室高电压；胸片显示两肺纹理增多，主气管弧形移位。患者入室后$SpO_2$97%，听诊双肺可闻及哮鸣音，再次询问病史无特殊。予咪达唑仑2 mg静脉注射，舒芬太尼25 μg静脉注射，顺阿曲库铵12 mg静脉注射，依托咪酯20 mg静脉注射诱导，插入6.5号气管导管，深度22 cm，插管后气道压较高，达30 cmH_2O，哮鸣音仍明显，予对症处理后，气道压下降，哮鸣音较前好转。术中予七氟烷及瑞芬太尼维持麻醉，术中体征平稳，手术持续3.5小时，术中输入晶体液850 ml，胶体液500 ml；出血10 ml，尿量110 ml。术毕患者自主呼吸恢复，可按指令动作，吸痰后拔除气管导管，后送入POR。

1．（单选题）该患者术前医师还需了解哪些？以下不正确的是（　　）。

　　A．胸部CT　　　　　　　　　　　B．尿量

　　C．血气　　　　　　　　　　　　D．有无呼吸困难

2．（单选题）该患者插管后气道压较高，其原因不可能是（　　）。

　　A．痉挛　　　　　　　　　　　　B．分泌物阻塞气道

　　C．气管导管插入过深　　　　　　D．镇痛药用量不足

3.（多选题）插管后气道压较高，听诊双肺可闻及哮鸣音，以下处理方法正确的是（　　）。

　　A．加深麻醉　　　　　　　　B．静脉予氨茶碱

　　C．予七氟醚吸入　　　　　　D．静脉予地塞米松

4.（单选题）若手术后患者出现面部麻木、手足抽搐的现象，最可能的原因是（　　）。

　　A．喉返神经损伤　　　　　　B．喉上神经损伤

　　C．低钙血症　　　　　　　　D．甲状腺功能低下

5.（多选题）患者入恢复室后，作为护理人员，需注意的有（　　）。

　　A．引流管是否在位通畅　　　B．引流量及引流液的性状

　　C．患者有无呼吸困难　　　　D．切口缝合处有无明显肿胀

【参考答案】　1．B　2．D　3．ABCD　4．C　5．ABCD

【病例3】　患者男性，49岁，5小时前重物砸伤腹部及髋部，诊断为"骨盆骨折，尿道断裂，左肾挫裂伤，腹膜后血肿，盆腔积气，左髂总动脉及髂内动脉损伤"。患者既往哮喘史（多年未发），否认"高血压、糖尿病"史，否认重大手术史。查体：神清，精神差，BP：88/60 mmHg，HR：80次/分，RR：20次/分。急诊入导管室在全身麻醉下行"选择性髂动脉、腹部动脉造影及栓塞术"，术中生命体征不稳，使用血管活性药维持循环，术后送ICU继续抢救。ICU给予机械通气、输血补液纠酸，以血管活性药物维持循环。期间腹胀明显，重新入手术室，急诊行"剖腹探查术"。

1.（多选题）该患者入室后，麻醉护士应关注的是（　　）。

　　A．核对患者信息

　　B．检查管路在位及通畅与否

　　C．监护生命体征

　　D．移动患者至手术床，并摆放合理体位

2. （单选题）下列术前操作，最没有必要的是（　　　）。

    A．持续正压通气　　　　　　　B．有创血压监测

    C．测动脉血气　　　　　　　　D．静脉注射肾上腺素防止低血压

3. （单选题）第一次动脉血气分析，最有可能的结果是（　　　）。

    A．代谢性酸中毒　　　　　　　B．呼吸性酸中毒

    C．代谢性碱中毒　　　　　　　D．呼吸性碱中毒

4. （单选题）下列术中操作，最没有必要的是（　　　）。

    A．温毯体温保护　　B．冰帽脑保护　　C．胃肠减压　　D．血液回收

5. （单选题）手术即将结束，下列应该准备的操作最不恰当的是（　　　）。

    A．备血管活性药物　　　　　　B．备新斯的明+阿托品

    C．备转运监护仪　　　　　　　D．备呼吸囊

【参考答案】　1. ABCD　2. D　3. A　4. D　5. B

【病例 4】　患者女性，66 岁，诊断为"左侧输尿管支架置入术后"，拟于椎管内麻醉下行"左侧输尿管支架更换+右输尿管镜检查+支架置入术"。患者既往贫血、低钙血症、卵巢癌晚期、高血压病Ⅱ级（极高危）、脑梗。入室给予心电监护显示，BP：149/83 mmHg，HR：106 次/分，SpO$_2$：96%，RR：19 次/分。麻醉顺利，平面在 T10 水平。术中血压尚平稳，心率在 93～113 次/分波动未做处理。术后患者入恢复室观察，BP：150/86 mmHg，HR：116 次/分，SpO$_2$：100%，伴寒颤，予以保暖，并多次予以曲马多、艾司洛尔对症处理，患者症状未见明显改善，心率偏快，血压偏低，小便尿色浑浊，告知外科医师后，急查血气示 PCO$_2$ 27.8 mmHg，血常规示 WBC 15.07×10^9/L，立即予抗生素抗感染，后将患者转入 SICU 监护治疗。

1. （单选题）常用于治疗术后寒颤的药物是（　　　）。

    A．曲马多　　　　B．芬太尼　　　　C．吗啡　　　　D．羟考酮

2. （单选题）该患者在恢复室最可能发生的是（　　　）。

    A．术后寒颤　　　　　　　　　B．术后低血压

    C．呼吸性碱中毒　　　　　　　D．感染性休克

3．（单选题）该患者术中最好还需行的监测是（　　）。

A．中心静脉压力监测　　　　B．脑电双频指数监测

C．体温监测　　　　　　　　D．无创心排监测

4．（单选题）若你在恢复室接诊此患者，以下做法不正确的是（　　）。

A．及时报告麻醉医师该患者的情况

B．继续观察病情变化，暂不处理

C．密切关注患者生命体征，安抚患者情绪

D．积极配合麻醉医师为患者做处理

5．（多选题）如果你在房间配合麻醉医师行椎管内麻醉，下列做法正确的是（　　）。

A．指导患者正确摆放体位

B．关注患者感受，安抚患者情绪

C．仔细核对麻醉医师抽取的药物

D．提前备好吸引及插管抢救装置

【参考答案】　1．A　2．D　3．C　4．B　5．ABCD

【病例5】　患者男性，70岁，诊断为"右股骨颈骨折、右肱骨近端骨折"，拟全麻下行"右侧人工股骨头置换+右肱骨近端切开复位内固定术"，术前检查基本正常。入室后咪达唑仑2 mg+舒芬太尼20 μg+依托咪酯20 mg+顺阿曲库铵20 mg静脉注射诱导平稳，经口气管插管7.5号，动静脉穿刺并测压顺利，术中静吸复合麻醉，生命体征平稳。手术持续2.5小时，术中血气提示：pH 7.25，Hb 80 g/L，$PaCO_2$ 55 mmHg。术毕15分钟自主呼吸恢复，VT 150 ml，可轻微点头，予新斯的明1 mg+阿托品0.5 mg静脉注射，VT 400 ml，f 15次/分，吸净口腔及气道分泌物后拔除气管导管，入PACU进一步观察。入室SpO_2 95%，逐步下降，最低至71%，呼之不应，立即面罩加压给氧，SpO_2回升至98%。给予悬浮少白红细胞4 U，复测血气：Hb 94 g/L，PO_2 99.6 mmHg。恢复室观察2小时后安返病房。

1．（单选题）根据患者术中血气结果，下面操作不正确的是（　　）。

A．通知麻醉医师　　　　　　B．增加潮气量

C．增加呼吸频率　　　　　　D．加深麻醉深度

2. （单选题）根据 ASA 输血实践指南，下面正确的一项是（　　）。

　　A．Hb>100 g/L，需输血　　　　B．Hb 70～100 g/L，需输血

　　C．Hb<70 g/L，需输血　　　　　D．老年患者 Hb>90 g/L，需输血

3. （单选题）术毕最佳清理口腔及气道分泌物的时机是（　　）。

　　A．手术结束后即刻吸引　　　　B．患者恢复自主呼吸后

　　C．拔出气管导管前　　　　　　D．拔出气管导管后

4. （多选题）该患者术中最好还需行的监测是（　　）。

　　A．中心静脉压监测　　　　　　B．BIS

　　C．体温监测　　　　　　　　　D．无创心排监测

5. （多选题）紧急情况时麻醉护理人员需配合麻醉医师，正确的操作是（　　）。

　　A．挤压皮囊面罩加压给氧　　　B．准备插管、吸引器具

　　C．开大氧流量　　　　　　　　D．保证液体通畅

　　　　【参考答案】　1．D　2．C　3．A　4．BCD　5．ABCD

【病例6】　患者女性，65岁，因"上腹痛半天"，以"胆管梗阻"收入院，既往有"青霉素、破伤风"过敏史。拟行"胆总管结石 ERCP 取石术"。手术历时1小时，患者术毕30分钟仍未苏醒。

1. （多选题）手术室外麻醉处理中，正确的做法是（　　）。

　　A．麻醉前充分了解病情　　　　B．一般需要深麻醉

　　C．麻醉前尽可能解除患者的紧张心理　D．麻醉深浅要与检查步骤紧密配合

2. （多选题）手术室外麻醉的基本条件和设备应包括（　　）。

　　A．吸引器　　　　　　　　　　B．麻醉机及急救设备

　　C．监护仪　　　　　　　　　　D．多种麻醉药和抢救药

3. （多选题）麻醉前的评估中，体格检查应包括（　　）。

　　A．既往史　　B．手术麻醉史　　C．治疗用药史　　D．家族史

4. （多选题）麻醉方案的选择，应考虑的因素是（　　）。

   A. 强调以患者的安全为前提

   B. 根据手术部位选择麻醉方法

   C. 根据术者的特殊要求实施麻醉

   D. 根据可能发生的手术意外选择麻醉方法

5. （多选题）引起苏醒延迟的常见原因有（　　）

   A. 肥胖

   B. 芬太尼用量大

   C. 肌松药的残留作用

   D. 所用的镇静药半衰期时间长，而手术时间相对短

6. （多选题）ERCP 手术的并发症包括（　　）

   A. 出血　　　　　　　　　　B. 喉头痉挛

   C. 消化道穿孔　　　　　　　D. 胰腺炎

【参考答案】　1. ABCD　2. ABCD　3. ABCD　4. ABCD　5. ABCD　6. ABCD

【病例 7】　患者女性，84 岁，因"摔伤致左髋部疼痛、活动受限 1 小时"，急诊以"左侧股骨转子间骨折"收入院，拟行"股骨转子间骨折闭合复位内固定术"。既往高血压病、脑梗病史。

1. （单选题）有关老年人的麻醉方式选择，下列说法错误的是（　　）。

   A. 神经阻滞效果满意率较年轻人高

   B. 麻醉性镇痛药应减量

   C. 椎管内穿刺相对困难

   D. 椎间孔闭缩，局麻药向椎旁间隙扩散减少

2. （单选题）老年人非全麻期间也要给氧的最主要原因是（　　）。

   A. 老年人呼吸功能减退　　　　B. 老年人的肺顺应性降低

   C. 常患肺气肿　　　　　　　　D. 闭合气量增加

3．（多选题）下肢手术椎管内麻醉导致脊髓和神经损伤的原因有（　　）。

　　A．穿刺针或导管机械损伤脊髓或脊神经

　　B．高浓度局麻药对脊神经的损害

　　C．硬脊膜外腔出血形成血肿

　　D．硬脊膜外腔注射空气过多

4．（单选题）填充骨水泥时错误的做法是（　　）。

　　A．密切注意血压和心电图的变化

　　B．填充前维持收缩压在 95 mmHg 以上

　　C．避免低血容量

　　D．使用钙通道阻滞剂抑制其反应

5．（多选题）骨水泥植入综合征的发生机制有（　　）

　　A．骨水泥中的特定成分（甲基异丁烯酸酯）对心肌的直接抑制和毒性作用

　　B．组胺使肺血管广泛扩张

　　C．脂肪、空气、骨髓颗粒栓塞

　　D．扩髓过程及骨水泥化学反应产生的高温使促凝血酶原激酶释放

6．（多选题）骨科手术可因下肢静脉血栓脱落引起肺栓塞，其临床表现有（　　）。

　　A．胸痛、咳嗽、咯血　　　　　　B．血压下降、心率减慢

　　C．呼吸窘迫、低氧血症　　　　　D．早期 $PaCO_2$ 升高

【参考答案】　1．A　2．D　3．ABCD　4．D　5．ACD　6．ABCD

【病例 8】　患儿女，2 岁，11 kg，诊断为"右足多趾并趾"，拟行全麻下"并趾切除术"。既往体健，术前检查无异常。入室患儿哭闹，行吸入七氟烷诱导，患儿安静后行静脉穿刺输液，静脉注射芬太尼 0.02 mg、丙泊酚 20 mg、顺阿曲库铵 2 mg，诱导平稳，插入 4.0 号气管导管顺利，术中以 2.5%～3% 七氟烷维持麻醉，术中生命体征平稳。手术持续 30 分钟，术中输 5% 葡萄糖液 30 ml，手术结束前 3 分钟停止吸入七氟烷，术毕约 5 分钟患儿吞咽、呛咳反射恢复，自主呼吸恢复，患儿开始躁动，遂吸净口腔及气道分泌物后拔除气管导管。拔管后患儿躁动、屏气，随后 SpO_2 开始下降，立即面罩给氧，发现加压给氧压力大，胸廓起伏不明显，

SpO_2 继续下降至 80%，继续加压给氧，准备气管插管，此时 SpO_2 回升，患儿自主呼吸恢复，呼之可睁眼，SpO_2 99%～100%，面色口唇红润，观察 10 分钟后入恢复室。

1. （单选题）患儿等候区哭闹，下列安抚措施不对的是（　　）。

    A．家属陪伴　　　　　　　　B．玩具转移注意力

    C．与其互动　　　　　　　　D．直接强行抱入室

2. （单选题）此患儿术前准备不正确的是（　　）。

    A．4.0 号有囊气管导管　　　　B．4.0 号无囊气管导管

    C．吸引设备　　　　　　　　D．合适面罩

3. （单选题）患儿拔管后的诊断是（　　）。

    A．舌根后坠　　B．喉痉挛　　C．分泌物阻塞　　D．呼吸抑制

4. （单选题）拔管后需立即处置的是（　　）。

    A．清除口腔分泌物　　　　　B．立即面罩给氧

    C．拍背　　　　　　　　　　D．制动

5. （单选题）紧急情况时麻醉护理人员需配合麻醉医师，不正确的做法是（　　）。

    A．挤压皮囊以加压给氧　　　B．准备插管器具

    C．保持输液通畅　　　　　　D．出去呼救

【参考答案】　1．D　2．A　3．B　4．B　5．D

【病例 9】　患儿男，3 岁，12 kg，因"牙齿龋病"欲在静脉全麻下行根管治疗成形术，患儿 2 周前曾感冒咳嗽，家属诉已好转，由家属陪伴入等候室。予以口服咪达唑仑 7.5 mg 后观察 15 分钟，待患儿镇静后入室，予七氟烷行麻醉诱导，开放静脉通路后静滴 5% 葡萄糖液，停止吸入七氟烷，开始丙泊酚靶控输注（TCI），起始速度为 1.0 μg/ml，患儿自主呼吸，予鼻导管给氧，监测 CO_2 呼吸波形及 BIS，此时上级医师巡视房间时发现患儿 SpO_2 开始下降，无 CO_2 呼吸波形，立即面罩给氧，胸廓起伏好，SpO_2 迅速回升，检查发现整个静脉通路包括葡萄糖液中均是白色的丙泊酚，TCI 泵已泵入约 25 ml 丙泊酚，立即停止 TCI，换输液通路，

加快输液，密切观察患儿生命体征。5分钟后患儿自主呼吸恢复，生命体征稳定，遂继续手术，术中患儿生命体征平稳。

1．（单选题）患儿术前检查还需了解哪些？下列不正确的是（　　　）。

　　A．是否发热　　　　　　　　B．咳嗽及咳痰情况

　　C．胸部 X 线　　　　　　　　D．睡眠情况

2．（单选题）SpO₂ 开始下降，无 CO₂ 呼吸波形，发生了（　　　）。

　　A．舌根后坠　　　　　　　　B．喉痉挛

　　C．分泌物阻塞　　　　　　　D．呼吸抑制

3．（单选题）下列术中主要关注点，不正确的是（　　　）。

　　A．及时清除呼吸道分泌物　　B．监测 CO₂ 呼吸波形

　　C．牙科操作对呼吸道的影响　D．尿量

4．（单选题）在 TCI 时发生了（　　　）。

　　A．设置错误　　　　　　　　B．TCI 泵程序紊乱

　　C．患儿静脉血管压力高　　　D．静脉通路阻塞

5．（单选题）若麻醉护理人员单独在房间时突发这种情况，做法不正确的是（　　　）。

　　A．立即呼叫麻醉医师　　　　B．面罩给氧

　　C．让巡回护士帮助停止 TCI 泵　D．继续观察

【参考答案】　1．E　2．D　3．E　4．A　5．D

【病例 10】　患者男性，65 岁，65 kg，"一周前突发胸闷，吸气末明显，活动后加重，休息后好转"。于当地医院就诊后，出现全身皮下气肿，并伴有发烧，最高体温 38.5 ℃。后转至我院，我院诊断为"左侧气胸，皮下气肿"，并拟次日在全麻下行"微创肺大泡修补术"。既往有高血压、慢性支气管炎、哮喘、肺结核病史。入手术室时，血压 162/117 mmHg、SpO₂ 95%。术中单肺通气时气道压 46 mmHg、PaCO₂ 45 mmHg。经处理后，术中平稳，术后生命体征平稳，拔管送恢复室观察。入恢复室后患者开始躁动，SpO₂ 95%，心率 100 次/分。予

以哌替啶 50 mg 静脉注射、氨茶碱 0.25 g 静脉滴注后躁动好转，动脉血气提示：pH 7.225、PaCO$_2$ 70.7 mmHg、PaO$_2$ 86.6 mmHg。再次插管后送 SICU。

1．（多选题）术中气道压升高的原因是（　　）。

　　A．患者肺部情况较差　　　　　B．气管插入深度过深

　　C．肌松药过多　　　　　　　　D．麻醉机故障

2．（多选题）术中气道压高的解决方法是（　　）。

　　A．加深麻醉　　B．增加潮气量　　C．汇报上级医师　　D．加用肌松药

3．（单选题）一般情况下单肺通气气道压力不应超过（　　）。

　　A．30 mmHg　　　B．35 mmHg　　　C．40 mmHg　　　D．45 mmHg

4．（多选题）该患者术后躁动的原因可能是（　　）。

　　A．二氧化碳蓄积　　B．哮喘发作　　C．镇痛不足　　D．引流管刺激

5．（多选题）术后躁动的护理措施有（　　）。

　　A．适当使用镇静、镇痛药　　　　B．少量使用肌松药

　　C．心理护理　　　　　　　　　　D．正确的使用约束用具

【参考答案】　1．ABD　2．ACD　3．C　4．ABCD　5．ACD

【病例 11】　患者男性，45 岁，100 kg，170 cm，诊断为"右输尿管结石，右侧肾绞痛，右肾积水，右肾结石"。既往有高血压病史 9 年，口服药物治疗，血压控制可。术前血常规：WBC 10.42×10^9/L，胸片：未见异常。全身麻醉下行经皮肾镜碎石取石术，入手术室生命体征，血压 135/70 mmHg，心率 74 次/分，呼吸频率 19 次/分，SpO$_2$ 98%。麻醉诱导及术中生命体征平稳。机械通气参数设置：VT 6 ml/kg，f 12 次/分，I/E=1∶2，FiO$_2$ 100%。手术时间 5.5 小时，手术野失血量约 100 ml，尿量 500 ml，输入晶体液 2 750 ml，胶体液 1 000 ml。术毕患者完全清醒，肌力恢复正常，顺利拔管后入恢复室观察。患者入恢复室后 SpO$_2$ 降低，调整氧流量为 10 L/min，面罩给氧，SpO$_2$ 96%。血气分析 PaO$_2$ 74.7 mmHg。

1. （单选题）该患者 SpO₂ 降低的原因不可能是（　　）。

   A．肌松药　　　B．肺不张　　　C．肺部感染　　　D．肥胖

   E．低体温所致肢体末梢微循环灌注不良

2. （单选题）体重超过标准体重的百分之几即可诊断为明显肥胖（　　）？

   A．5%　　　B．15%　　　C．25%　　　D．35%

3. （单选题）下列有关肥胖患者的呼吸系统改变的叙述，错误的是（　　）。

   A．胸肺顺应性降低，但仰卧位时可改善

   B．功能余气量减少

   C．肺活量减少

   D．通气/血量比例失调

4. （单选题）作为麻醉护理人员，你觉得下列配合和准备不对的是（　　）。

   A．吸引器和吸痰管

   B．准备可视喉镜及纤维支气管镜

   C．气管插管时环状软骨加压

   D．诱导时高压下给氧，以尽可能的吸氧去氮

5. （单选题）作为护理人员，在恢复室发现患者 SpO₂ 降低，下列处理方式错误的是（　　）。

   A．立即呼叫麻醉医师

   B．面罩给氧

   C．继续观察，不用汇报上级

   D．准备吸引装置

【参考答案】　1．A　2．B　3．A　4．D　5．C

第二节　疑难危重症病例分析
Section 2　Analysis of difficult and critical cases

【病例 1】　患者男性，54 岁，拟于椎管内麻醉下行"左侧输尿管结石钬激光碎石术"。既往病史乙肝 10 年、高血压 3 年，目前服用美托洛尔及氢氯噻嗪控制佳，否认其他慢性病史及过敏史。

患者入室体征平稳，取左侧卧位，摆好体位后触诊椎间隙不清晰，最终选定较清晰的 L1-2 穿刺，置入针内针见脑脊液流出后，给比重 0.75% 的布比卡因 2.0 ml，给药过程中稍感阻力，且患者主诉放电样剧痛感，立即停止给药，拔出针内针且放置硬膜外导管顺利，回抽无血及脑脊液后固定。患者仰卧测麻醉平面为 T12，试验量 3 ml 后予硬膜外追加药物 4 ml（罗哌卡因 100 mg+利多卡因 200 mg 混合液，共注射 7 ml），后测麻醉平面达 T8 水平。术程顺利，期间患者无不适。

术毕 3 小时后患者感右下肢剧痛，伴牵拉感、触痛觉过敏。给予患者超声引导下右侧腰丛阻滞镇痛。患者剧痛缓解不明显，急行腰椎 MRI 检查，示"脊髓圆锥小片水肿信号；腰背部皮下筋膜层及右侧肌间隙（多裂肌）水肿"，考虑脊髓圆锥损伤。转入 ICU 予以激素冲击、脱水消肿、营养神经，复合深度镇静镇痛。一周后复查腰椎 MRI，示"脊髓圆锥水肿较前有吸收，少量出血已吸收；右侧腰背部肌间隙（多裂肌）水肿较前基本吸收好转"。患者双下肢麻木好转，但仍有发作性剧痛（1～2 次/夜），无法站立，双大腿后侧、小腿、踝足麻木伴感觉过敏，以右足背外侧缘为著，左踝背曲困难。后续口服镇痛药物、进行康复针灸高压氧治疗，逐渐恢复。术毕一月复查时，左踝关节背屈减弱，右下肢时有疼痛，末梢血运良好。

1. （单选题）该患者发生的腰硬联合阻滞麻醉常见并发症可能是（　　）。

　　A．全脊麻　　　　B．神经损伤　　　　C．马尾综合征　　　　D．阻滞范围过宽

2. （单选题）下列护理措施错误的是（　　）。

　　A．配合腰硬联合阻滞麻醉时，麻醉体位一般选取患侧卧位

　　B．穿刺过程中，固定好麻醉体位，安抚患者情绪

C. 穿刺过程中，患者主诉下肢疼痛等不适时，告知患者属于正常情况

D. 穿刺完成后，测试麻醉平面，监测生命体征，有异常立即告知麻醉医师

3. （多选题）椎管内麻醉引起神经损伤的常见原因有（　　）。

    A. 机械性（穿刺损伤、压迫损伤）

    B. 化学性（消毒剂污染、药物添加剂）

    C. 缺血性（T1-4和L1部位的血液供应来自不同分布区域的移行带是危险区，此区血管损伤常致脊髓缺血改变）

    D. 心理因素

4. （多选题）椎管内麻醉引起神经损伤的常见类型有（　　）。

    A. 圆锥损伤　　　　　　　　　B. 脊髓损伤

    C. 神经根损伤　　　　　　　　D. 马尾综合征

5. （多选题）椎管内神经损伤的处理原则有（　　）。

    A. 及时发现和处理，将病人损失减小到最小是基本原则

    B. 神经内科、脊柱外科及时会诊；药物（皮质激素、抗生素、维生素B1、维生素B12及维生素C促进神经恢复）；理疗；功能锻炼；高压氧等

    C. 椎管内占位导致神经组织和血供受压诊断和治疗延迟（症状出现后6～12小时）可能导致灾难性后果

    D. 脊髓完全耐受缺血与缺氧的时间是45分钟，若截瘫持续8小时以上，虽行手术但难以恢复神经功能

6. （单选题）下列麻醉处置你认为欠妥的地方是（　　）。

    A. 脊麻穿刺点不应高于L2棘突

    B. 腰穿针进针时必须轻柔、稳妥

    C. 如果患者不合作，应该放弃操作

    D. 如果患者出现异样感觉，可继续行穿刺操作

7. （单选题）临床上麻醉中最常见的神经损伤类型为（　　）。

    A. 圆锥损伤　　　　　　　　　B. 脊髓损伤

    C. 神经根损伤　　　　　　　　D. 马尾综合征和短暂神经综合征（TNS）

8. （单选题）圆锥损伤的典型临床表现不可能是（　　）。

   A．椎管内阻滞起效但患者穿刺时主诉疼痛

   B．恢复期间单侧肢体麻木，随之出现 L5 至 S1 支配区疼痛或者感觉异常、足下垂，部分患者有尿路症状，感觉症状可能持续数月或数年

   C．MRI 显示在脊髓圆锥内出现空洞或血肿

   D．患者立即出现剧烈疼痛，可伴一过性意识丧失，血压降低甚至休克

9. （多选题）椎管内麻醉护理要点包括（　　）。

   A．做好患者心理护理，帮助其减轻紧张情绪

   B．协助医师摆放合适麻醉体位，药物准备

   C．麻醉期间并发症观察与护理

   D．刷手配合，注意无菌

10. （多选题）麻醉期间并发症观察与护理的常见原因分析正确的是（　　）。

    A．血压下降：交感神经阻滞所致；心动过缓：迷走神经兴奋所致

    B．呼吸抑制：麻醉平面过高所致

    C．恶心呕吐：低血压、呼吸抑制及术中牵拉所致

    D．意识改变甚至惊厥：局麻药毒性所致

【参考答案】　1．B　2．C　3．ABC　4．ABCD　5．ABCD　6．D　7．D　8．D　9．ABC　10．ABCD

【病例2】　患者男性，69岁，2年前因"脑梗"检查提示左侧颈动脉狭窄，行"左侧颈动脉内膜剥脱术"，术后遗留左下肢无力、反应迟钝。1月前检查发现右侧颈动脉狭窄拟行手术。既往高血压、糖尿病、脑梗、冠心病、不稳定性心绞痛、阿尔茨海默病病史，既往心脏行"PCI手术、永久起搏置入"。

颈动脉超声：右侧颈总动脉见 20.6×3.1 mm 混合回声斑块，右侧颈总动脉分叉处见 17.7×4.0 mm、15.1×4.1 mm 等混合回声斑块，斑块处管腔狭窄，局部管腔面积狭窄率为59%，右侧颈内动脉见 18.7×3.9 mm 混合回声斑块，斑块处管腔狭窄，狭窄率约79%。心脏超声：冠心病，PCI 术后，室间隔局限性增厚，主动脉瓣退行性改变并关闭不全（轻度），二尖瓣关闭不全（轻度），三尖瓣关闭不全（轻度），左室舒张、收缩功能异常，起搏器安装术后。

入室血压 145/79 mmHg，心率 65 次 / 分，呼吸频率 15 次 / 分，SpO_2 100%，先行桡动脉穿刺置管测压及左股静脉置管，麻醉诱导静脉注射咪达唑仑 1 mg，舒芬太尼 20 μg，依托咪酯 14 mg，顺阿曲库铵 16 mg，麻醉维持用药为 1% 丙泊酚 5 ml/h，瑞芬太尼（20 μg/ml）10 ml/h，复合七氟烷 1%vol 吸入，根据 BIS 动态调整。手术开始后，颈动脉血流阻断前给予去甲肾上腺素升压，维持血压 180/100 mmHg 左右，并予肝素钠 65 mg 静脉注射；术中阻断右侧颈动脉，后开放颈动脉血流后予甘露醇降压并加用酚妥拉明持续泵入控制血压，维持血压 130/60 mmHg 左右。术毕予鱼精蛋白 50 mg 拮抗，患者带气管导管入 SICU 继续观察治疗。

1. （单选题）关于颈动脉内膜剥脱术的手术指征，下列选项不正确的是（　　）。

    A．有临床症状患者，狭窄 50% ~ 69%

    B．狭窄大于 60%，无症状者

    C．狭窄大于 70%

    D．狭窄达 50%，但无症状者

2. （多选题）颈动脉内膜剥脱术术中监测的是（　　）。

    A．常规监测及血气分析、有创血压等

    B．呼气末二氧化碳

    C．心功能不全者需行中心静脉置管并测压；穿刺尽量避免对侧颈内静脉，可行锁骨下静脉或股静脉

    D．必要的脑功能监测

3. （单选题）围手术期面临的最大挑战不包括（　　）。

    A．脑灌注不足　　　　　　　　B．脑过度灌注

    C．脑梗塞　　　　　　　　　　D．脑出血

4. （单选题）阻断颈动脉时错误的认知是（　　）。

    A．升高的动脉压在基础压的 30% 以上

    B．升高的动脉压在基础压的 20% 或以上

    C．给予升压药物及适当补液

    D．保护重要脏器功能

5. （多选题）颈动脉开放时血流动力学调节正确的是（　　）。

　　A. 降低到基础血压值的 20% 以内

　　B. 收缩压降至 90 mmHg

　　C. 为避免血压剧降可适当应用血管活性药，建议采取滴定方式

　　D. 兼顾重要脏器血供

6. （单选题）行"颈动脉内膜剥脱术"，术中抗凝的最佳时机是（　　）。

　　A. 准备阻断颈动脉前 5 分钟　　　　B. 准备阻断颈动脉前 15 分钟

　　C. 准备阻断颈动脉前 20 分钟　　　D. 准备阻断颈动脉前即刻

7. （单选题）术中应用的抗凝药物常选用（　　）。

　　A. 阿司匹林　　　B. 肝素钠　　　C. 甘露醇　　　D. 链激酶

8. （单选题）肝素钠的特效拮抗药为（　　）。

　　A. 鱼精蛋白　　　B. 维生素 K1　　　C. 血小板　　　D. 纤维蛋白原

【参考答案】　1. D　2. ABCD　3. D　4. A　5. ACD　6. A　7. B　8. A

【病例3】　患者女性，77 岁，因"发现左颈部肿物 6 个月"入院。患者半年前发现左侧颈部多发包块伴声音嘶哑，行颈部彩超示：左侧颈部多发实性结节，转移性淋巴结可能，建议行手术治疗。5 年前行"甲状腺癌联合根治术"，术后一般情况可。现为求进一步治疗，于我院就诊，门诊拟"甲状腺癌术后淋巴结转移"收治入院。拟全麻下行"左侧颈部淋巴结转移癌切除术 + 左侧颈部淋巴清扫术（备气管切开术）"。麻醉过程平稳，手术过程顺利，术毕予阿托品 0.5mg+ 新斯的明 1 mg+ 多沙普仑 0.1 g 静脉注射，患者生命体征：血压 152/94 mmHg、心率 69 次 / 分、VT 400 ml，呼吸频率 12 次 / 分、SpO_2 100%。吸痰后顺利拔出气管导管。

　　患者入 POR，血压 173/107 mmHg，心率 82 次 / 分，呼吸频率 24 次 / 分，SpO_2 100%，意识清晰，对答如流，呼吸喘鸣音，巡回护士遂通知外科医师。医嘱侧卧位，同时电话告知麻醉医师。麻醉科主诊医师观察：血压 177/109 mmHg、心率 156 次 / 分、呼吸频率 25 次 / 分，SpO_2 98%，遵医嘱予艾司洛尔 40 mg 静脉注射，心率降至 130～140 次 / 分，遵医嘱予甲强龙 40 mg 静脉注射。血气示，二氧化碳

分压 86 mmHg，pH 7.139，氧分压 132 mmHg，乳酸 1.1，同时心率再次上升至 165 次/分，血压 165/110 mmHg，SpO₂ 开始下降至 93%～96%，呼叫患者无反应，意识不清，出现三凹征。紧急插管，予以舒芬太尼 10 μg+ 罗库 50 mg+ 咪安 2 mg+ 依托 20 mg 静脉注射，同时丙泊酚、瑞芬持续泵入。

准备气管切开物品，由外科医师行气管切开。期间血压 90～95/60～70 mmHg，心率 100～115 次/分。

2 小时后，患者恢复自主呼吸，血压 135～140/99～102 mmHg，心率 120～145 次/分，SpO₂ 100%。遵医嘱带氧送回病房。

1．（单选题）三凹征是指（　　）。

　　A．胸骨上窝、锁骨上窝和肋间隙在吸气时明显下陷

　　B．胸骨上窝、锁骨上窝和肋间隙在呼气时明显下陷

　　C．胸骨上窝、锁骨下窝和肋间隙在吸气时明显下陷

　　D．胸骨下窝、锁骨上窝和肋间隙在吸气时明显下陷

　　E．胸骨上窝、锁骨下窝和肋间隙在呼气时明显下陷

2．（单选题）呼吸性酸中毒的原因不包括（　　）。

　　A．呼吸中枢抑制　　B．肺泡弥散障碍　　C．通风不良　　D．呼吸道阻塞

　　E．胸廓病变

3．（多选题）造成心动过速的原因可能有（　　）。

　　A．心力衰竭　　B．贫血　　C．甲亢　　D．呼吸道梗阻

4．（多选题）患者出现喘鸣音时，麻醉护理需准备的设备及药品有（　　）。

　　A．困难气道车　　B．抢救车　　C．除颤仪　　D．麻醉机

5．（多选题）术后访视患者时，麻醉护理应特别关注的问题有（　　）。

　　A．意识状态　　B．循环系统　　C．呼吸系统　　D．24 小时出入量

【参考答案】　1．A　2．C　3．ABCD　4．ABCD　5．ABCD

【病例 4】　患者女性，60 岁，术前诊断为"非毒性多个甲状腺结节"。既往病史：高血压、糖尿病、海鲜过敏、高血脂、输卵管结扎手术史、子宫肌瘤

手术史、抑郁症。于静脉麻醉下行"超声引导下甲状腺结节微波消融治疗"。入室后血压 144/79 mmHg，心率 8 次/分，SpO_2 95%，呼吸频率 18 次/分，面罩吸氧后 SpO_2 99%～100%。诱导予咪安 1 mg+ 芬太尼 0.1 mg+ 丙泊酚 90 mg，SpO_2 下降到 94%～95%，立即置入 7.0 号鼻咽通气道后 SpO_2 上升到 100%。手术开始后，血压 118/68 mmHg、心率 80 次/分、SpO_2 100%，术中，血压维持在 110～140/60～80 mmHg，心率 70～120 次/分，SpO_2 93%～100%，遵外科医嘱地塞米松 10 mg 静脉注射，间断给予艾司洛尔共 80 mg 静脉注射，术中追加芬太尼 0.05 mg×2 次。手术结束发现患者颜面潮红，呼吸可，SpO_2 98%，躁动明显。患者入 POR，见甲状腺切口敷料鼓起。血压 184/98 mmHg、心率 103 bpm、SpO_2 95%、呼吸频率 20 次/分，患者颜面依旧潮红，立即给予面罩吸氧，SpO_2 98%，测血糖 10.7 mmol/l，血气：PCO_2 144 mmHg，pH 6.939，考虑 CO_2 严重蓄积，准备气管插管，可视喉镜视明显喉头水肿，插管顺利，气管导管 6.5 号 21 cm，行呼吸机辅助呼吸，10 分钟后复测血气 PCO_2 74.9 mmHg，pH 7.18。后送 SICU 观察 2 日后转出，预后佳。

1. （单选题）"面色潮红"不常见于（　　）患者。

    A. 二氧化碳蓄积　　　　　　B. 过敏

    C. 霍纳综合征　　　　　　　D. 胆石症

2. （单选题）二氧化碳蓄积的表现不包括（　　）。

    A. 皮肤潮红　　　　　　　　B. 头痛、眩晕

    C. 气道压降低　　　　　　　D. 肌张力增高

3. （单选题）术毕入 POR 时"见甲状腺切口敷料鼓起"说明可能发生（　　）。

    A. 甲状腺区域血肿　　　　　B. 甲亢危象

    C. 气胸　　　　　　　　　　D. 肺气肿

4. （多选题）作为一名麻醉护士，若患者苏醒时躁动明显，你可以做的是（　　）。

    A. 心理护理、安慰患者

    B. 防止患者躁动可能引起的运动伤害

    C. 必要时遵医嘱辅以镇静药物治疗

    D. 寻找原因，必要时建立人工气道

5. （多选题）作为一名麻醉护士，此例患者给你的警示是（　　）。

　　A．加强术中监测

　　B．必要时动态观察动脉血气指标

　　C．见类似情况立即告知超声科医师停止操作

　　D．甲状腺射频消融术应常规气管插管

【参考答案】　1．D　2．C　3．A　4．ABCD　5．ABC

03

第三章
PDCA
质量管理工具

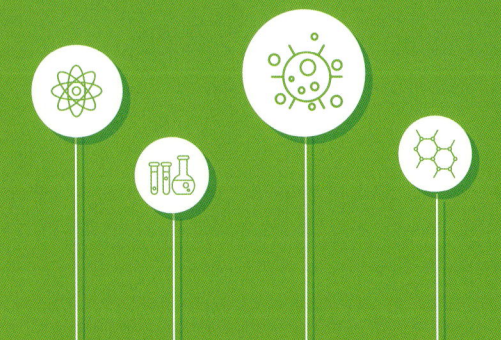

引 言

近年来，随着医学水平的快速发展，麻醉科已经承担起临床麻醉、急救复苏、重症监护、疼痛治疗等临床工作和相应的教学、科研任务，其业务场所包括手术室内和手术室外。麻醉科在医疗机构中的重要作用日益凸显，特别是在医疗安全保障、效率运行方面充当着平台和枢纽的角色，在舒适化医疗方面起着主导作用。安全与质量管理是麻醉学科管理的重点内容，涉及制度、规范、流程、硬件与人员管理等多个方面。

麻醉界前辈于布为教授等人在2017年制定的《麻醉科质量控制专家共识》中指出：科室管理应遵循PDCA的科学程序，定期开展质量评估，实施持续质量改进措施。近年来，随着麻醉护理角色的加入，麻醉护理在麻醉科质量控制管理中起到越来越重要的作用。麻醉护理质量是保证护理安全的基础，患者安全是麻醉护理管理的核心，而质量改进则是促进质量提升、保障患者安全的关键，对麻醉护理专科护士而言，掌握科学的管理方法非常重要。下面先简单介绍一下PDCA循环管理模式。

一、PDCA的来源

PDCA循环又称为"戴明环"，是由美国质量管理专家戴明（W.E.Deming）于20世纪50年代初提出并发扬光大的，也是全面质量管理所应遵循的科学程序。

PDCA是由英语单词Plan（计划）、Do（执行）、Check（检查）和Action（修正）的第一个字母组成的，PDCA循环就是按照这样的顺序进行质量管理，并且循环不止地进行下去的科学程序。

二、PDCA的基本含义

P（Plan）计划：确定方针和目标，确定活动计划；

D（Do）执行：实地去做，实现计划的内容；

C（Check）检查：检查效果，对比实际工作结果和预期目标，检查计划执行情况；

A（Action）处理：对总结检查的结果进行处理，对成功的经验加以肯定并适当推广，并予以标准化；对失败的教训加以总结，以免重现；未解决的问题放到下一个 PDCA 循环里。

四部分共同组成了一个完整的、统一的、连续的 PDCA 循环。以上四个过程不是运行一次就结束，而是周而复始地进行，一个循环结束，解决一些问题，未解决的问题进入下一个循环，是这样阶梯式上升的。因而每经历一个 PDCA 循环，质量就会上升到一个新的高度，可以不断循环，从而持续改进、提高。同时，PDCA 循环的每个环节又可以利用更具体的 PDCA 循环来处理问题，达到大环套小环，小环保大环的效果，互相促进，从而推动大循环。

三、PDCA 循环的特点

1．周而复始（图1）

PDCA 循环的四个过程不是运行一次就完结，而是周而复始地进行。一个循环结束了，解决了一部分问题，可能还有问题没有解决，或者又出现了新的问题，再进行下一个 PDCA 循环，依此类推。

2．大环带小环（图2）

类似行星轮系，一个公司或组织的整体运行的体系与其内部各子体系的关系，是大环带小环的有机逻辑组合体。

3．阶梯式上升（图3）

PDCA 循环不是停留在一个水平上的循环，不断解决问题的过程就是水平逐步上升的过程。

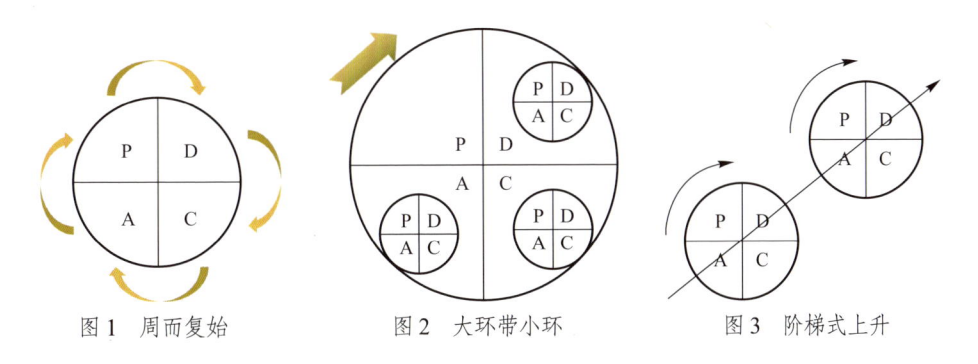

图1　周而复始　　　图2　大环带小环　　　图3　阶梯式上升

四、PDCA 的四个阶段和八个步骤

PDCA 循环应用了科学的统计观念和处理方法。作为推动工作、发现问题和解决问题的有效工具，典型的模式被称为"四个阶段"和"八个步骤"。

PDCA 的四个阶段和八个步骤

四个阶段		八个步骤
第一阶段	P（Plan）计划：根据任务的目标和要求，制订科学的计划	1. 检查质量现状，找出存在问题
		2. 查出产生质量问题的原因
		3. 找出原因
		4. 针对主要原因，定期实施具体计划
第二阶段	D（Do）实施：执行、实施计划	5. 贯彻和实施预定计划和措施
第三阶段	C（Check）检查：检查计划实施的结果与目标的一致性	6. 检查预定目标执行情况
第四阶段	A（Action）处理：对总检查的结果进行处理	7. 总结经验教训，对成功的经验予以肯定并适当推广，并予以标准化，对失败的教训加以总结
		8. 遗留问题转入下一个 PDCA 循环

五、麻醉护理 PDCA 案例

医疗安全和质量管理历来是医院管理的基石和核心。在众多的医疗质量管理工具中，PDCA 是一种可以持续提升作业或服务质量，追求持续改善的方法及工具。PDCA 循环可以说是运用范围极广的一种方法，也是质量管理的基本方法。麻醉护理作为患者围手术期安全的重要参与者和守护者，在医疗活动中更应该严格把控医疗质量管理。

我科室在临床工作中使用 PDCA 循环进行持续质量改进，以不断提升围麻醉期照护质量。本章节 PDCA 案例在制度、公式和细节方面是依据我院实际情况制订的，以下案例仅供参考。

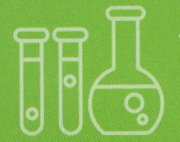

第一节　提高全麻术中 BIS 监测率

Section 1　Increase the rate of BIS monitoring in general anesthesia

一、定义

BIS 监测技术是指通过脑电双频谱指数（bispectral index，BIS）监测设备监测患者麻醉镇静深度指标的一种技术。

二、背景

如何在目前倡导多重药物、多种方法复合的平衡麻醉过程中正确判断麻醉深度，多年来始终是临床的一大难题。理想的麻醉深度应该包括无意识、无知晓、无术后记忆、肌肉松弛良好、抗伤害反应抑制适度等临床表现。BIS 监测技术经历了 20 年的发展与进步，为麻醉深度的准确判断提供了帮助。BIS 主要反映大脑皮质的兴奋或抑制状态，BIS 值的大小不仅与镇静、意识、记忆高度相关，也与正常生理睡眠密切相关，能很好地监测麻醉深度中的镇静成分，减少麻醉药的用量，确保患者术中无知晓、术后无记忆；提供快速清醒和拔管的指征，提高术后苏醒质量，缩短复苏室停留时间；使术后意识恢复更完全，且术后恶心、呕吐的发生率更低；在改善麻醉管理、避免麻醉过深、预防麻醉过浅和降低术中知晓发生率方面具有非常重要的意义，在临床上逐渐得到广泛应用。《术中知晓预防和脑功能监测专家共识》（2013 版）中提倡用脑功能监测设备监测麻醉（镇静）深度，如脑电双频谱（BIS）监测仪，以确保麻醉中 BIS 值 < 60。

目前我科室存在 BIS 监测设备不足、损坏，麻醉医师使用 BIS 监测设备意识不强等情况。为提高麻醉监测水平，保障患者生命安全，特进行此 PDCA 循环。

三、公式

每月 BIS 使用率 =（每月全麻术中 BIS 使用例数 / 每月全麻的总手术量）× 100%。

四、提高全麻术中 BIS 监测率记录表

<table>
<tr><td colspan="4" align="center">提高全麻术中 BIS 监测率</td></tr>
<tr><td>监测项目：全麻术中 BIS 监测率</td><td colspan="3">预期目标：全麻术中 BIS 监测率 >60%</td></tr>
<tr><td rowspan="2">监测结果</td><td>时间</td><td>7月</td><td>8月</td></tr>
<tr><td>结果</td><td>50.32%
（157/312）</td><td>54.36%
（162/298）</td></tr>
<tr><td>问题叙述</td><td colspan="3">观察质控数据发现，7月和8月，全麻患者术中 BIS 监测率都低于 60%，不利于新技术的开展和术中麻醉深度的多方位监测，有增加术中知晓发生率的风险</td></tr>
<tr><td colspan="4">原因分析
1. 流程或制度：科室 BIS 使用规范未明确。
2. 人员：麻醉医师麻醉深度监测意识不强；外科医师对使用 BIS 有抵触情绪。
3. 方法：BIS 技术宣教不到位；BIS 操作流程未宣导。
4. 环境：BIS 监测设备不足；BIS 监测设备损坏一台</td></tr>
<tr><td colspan="4">是否展开调查与改进：■展开 PDCA 调查与改进　□偶发性异常，不需调查</td></tr>
<tr><td colspan="2">计划（Plan）

1. 改进方案
（1）科室召开会议，讨论改进方案。
（2）制定全麻监测的相关工具使用规范。
（3）学习 BIS 监测的相关知识。
（4）与外科医师加强沟通，宣传使用 BIS 的重要性。
（5）增添设备。
（6）全科宣导相关使用方法。
2. 计划实施时间：2019 年 9 月至 2019 年 11 月。</td><td colspan="2">实施（Do）

1. 由质控组制定 BIS 监测使用规范及标准流程。
2. 定期对全科开展 BIS 相关知识的培训，以线上或者现场教学的方式进行。
3. 加强科室间交流，向外科医师讲解 BIS 监测的好处，将新知识做相关宣导。
4. 检测损坏的设备，向上级申报增添设备。
5. 全科召开质控会议进行宣导，汇总汇报每月监测率</td></tr>
<tr><td colspan="2">处理（Action） 1. 标准化：制定《麻醉深度监测管理标准化规范》。 2. 持续监控：以渐长周期持续进行数据收集，直至符合规范要求并稳定运行。 3. 进一步改进空间：提升麻醉监测的使用目标值，进一步提高麻醉深度监测率</td><td colspan="2">检查（Check） 全麻术中监测率 |	7月(前)	8月(前)	9月(后)	10月(后)	11月(后)
BIS率/%	50.32	54.36	66.04	71.73	69.26
目标值/%	60	60	60	60	60 |</td></tr>
<tr><td rowspan="2">改进后监测数据追踪</td><td>时间</td><td>9月</td><td>10月</td><td>11月</td></tr>
<tr><td>结果</td><td>66.04%
（210/318）</td><td>71.73%
（170/237）</td><td>69.26%
（160/231）</td></tr>
</table>

拓·展·习·题

1. （单选题）在兴奋状态时，成人脑电图的主要波形是（　　）。

   A．β 波　　　　　　B．α 波　　　　　　C．δ 波　　　　　　D．o 波

2. （单选题）麻醉抑制状态范围为（　　）。

   A．80～100　　　　B．60～80　　　　　C．40～60　　　　　D．20～40

3. （单选题）下列有关 BIS 的说法，不正确的是（　　）。

   A．BIS 可用于麻醉深度的监测

   B．BIS 指数的范围是 0～100，表示相应的镇静水平和清醒程度

   C．BIS 指数越低，表示患者越趋于清醒

   D．BIS 指数越高，表示患者越趋于清醒

4. （单选题）下列说法错误的是（　　）。

   A．BIS 不能全面监测麻醉深度

   B．BIS 只反映患者镇静和催眠状态

   C．BIS 监测能完全消除术中知晓的发生

   D．BIS 值对不同麻醉药物或不同患者不具有相同的敏感性

5. （单选题）下列不属于 BIS 监测意义的是（　　）。

   A．使麻醉医师更好地平衡催眠和镇痛的用药量

   B．可能使相对的用药不足或过量的发生率降低

   C．可以更好地监测血压，指导用药

   D．BIS 指导麻醉维持，与更早的苏醒有关

第二节 降低患者术后恢复室寒颤发生率

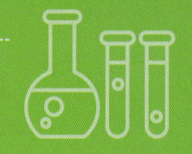

Section 2　Decrease the occurrence of shivering of patients in post-anesthesia recovery room

一、定义

寒颤是骨骼肌不随意的节律性收缩的表现，是指机体处于寒冷的环境中，散热量显著增加导致的骨骼肌发生不随意的节律性收缩，是机体对中心体温降低的一种生理反应。

二、背景

寒颤是麻醉恢复室常见的术后并发症之一，其发生的主要原因有以下几点：

（1）手术室环境温度较低，麻醉下的患者长期暴露于手术室，再加上用碘酒和乙醇消毒皮肤，使体温下降。

（2）手术操作的影响：特别是进行腹部或胸部手术的患者，由于手术过程中腹腔和胸腔的内脏长时间暴露于室温，导致大量热量丢失，使体温下降。

（3）麻醉因素：腰麻或硬膜外麻醉时，外周血管扩张可导致热量大量丢失，且会影响体温的调节中枢，使中心温度下降；患者往往无发冷的感觉，只表现为无法控制地全身发抖；全麻药物特别是肌松药物的使用，均会导致体温下降。

（4）术中输血或输液的影响：由于手术过程中需要补充液体，有时甚至需要输血，输入大量未加温液体或库存血都会使体温明显下降。

（5）患者自身因素：患者由于对陌生环境及手术的恐惧心理，出现不自觉的紧张；婴幼儿和老年人的体温自身调节能力较差，易发生体温变化。

寒颤的危害：增加组织的氧耗量，降低组织氧利用率，导致组织器官缺氧，影响其功能及疾病康复。

麻醉科作为患者围手术期安全的主要参与者，在整个围手术期包括术前、术中及术后恢复室，采取必要的措施减少患者术后寒颤的发生率显得尤其重要。

三、公式

每月患者术后恢复室寒颤发生率 =（每月患者术后恢复室寒颤发生数/每月术后入恢复室患者总数）×100%。

四、降低患者术后恢复室寒颤发生率记录表

<table>
<tr><td colspan="4" align="center">降低患者术后恢复室寒颤发生率</td></tr>
<tr><td colspan="2">监测项目：患者术后恢复室寒颤发生率</td><td colspan="2">预期目标：发生率 <4.00%</td></tr>
<tr><td rowspan="2">监测结果</td><td>时间</td><td>6月</td><td>7月</td></tr>
<tr><td>结果</td><td>6.63%
（41/618）</td><td>6.19%
（37/598）</td></tr>
<tr><td>问题叙述</td><td colspan="3">观察质控数据发现，6月和7月患者术后恢复室寒颤发生率分别是6.63%和6.19%，术后访视时部分患者反馈因寒颤造成不适感，患者满意度低</td></tr>
<tr><td colspan="4">原因分析
1. 流程或制度：未有术中寒颤相关预防办法；现有恢复室照护流程欠缺寒颤处理流程。
2. 人员：麻醉医护人员缺乏术中寒颤预防意识；没有进行相关培训；缺乏对患者的相关宣教。
3. 方法：没有给予充足的术中保护预防措施；恢复室照护欠缺。
4. 环境：手术室环境及恢复室环境温度控制不合理</td></tr>
<tr><td colspan="4">6. 是否展开调查与改进：■展开PDCA调查与改进　□偶发性异常，不需调查</td></tr>
<tr><td colspan="2">计划（Plan）

1. 改进方案。
（1）制定麻醉科术中寒颤预防管理办法和恢复室寒颤处理流程。
（2）规范麻醉前评估内容，实施心理疏导。
（3）术中及恢复室加强保暖及监测。
（4）加强相关教学和宣导。
（5）严格控制环境温度。
2. 计划实施时间：2019年8月至2019年10月。</td><td colspan="2">实施（Do）

1. 由麻醉质控小组制定《麻醉科寒颤预防及处理办法》。
2. 麻醉医护人员充分做好患者术前评估，做好心理疏导，减轻患者的焦虑情绪。
3. 术中及恢复室常规监测患者体温并保暖，合理优化科室现有的保暖设备，对于预计时间大于2小时的手术使用输液加温仪、暖风机或温毯。
4. 输血输液均采用加温液体或使用液体加温仪加热后使用。
5. 开展线上或线下课程，加强寒颤相关知识、管理办法和保温设备使用的培训，从而达到全科人员都掌握相关知识的目的。
6. 要求麻醉护士发现患者有寒颤立即汇报麻醉医师处理。
7. 严格控制环境温度在22～24℃，儿童和老年患者手术室温度24～26℃</td></tr>
<tr><td colspan="2">处理（Action） 1. 标准化：制订《麻醉科寒颤预防及处理办法》。 2. 持续监控：以渐长周期持续进行数据收集。 3. 进一步改进空间：提高各个环节达标率，进一步降低术后恢复室寒颤发生率。</td><td colspan="2">检查（Check） 8、9、10月手术时长大于2小时的手术保暖设备（输液加温仪、暖风机或温毯等）使用率分别为：68.65%、73.24%、75.50%。* 术后恢复室寒颤发生率 |	6月(前)	7月(前)	8月(后)	9月(后)	10月(后)
寒颤/%	6.63	6.19	3.79	3.67	3.89
目标/%	4	4	4	4	4 |</td></tr>
<tr><td rowspan="2">改进后监测
数据追踪</td><td>时间</td><td>8月</td><td colspan="1">9月</td></tr>
<tr><td>结果</td><td>3.79%
（25/659）</td><td>3.67%（26/708）　10月　3.89%（29/745）</td></tr>
</table>

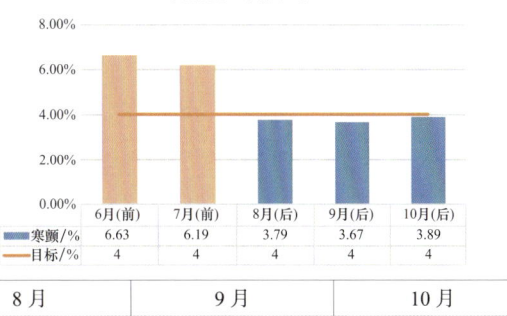

---

*　保暖设备使用率=（每月实际手术时间大于2小时且使用保暖设备的手术例数/每月实际手术时间大于2小时的手术例数）×100%

拓·展·习·题

1. （单选题）治疗术中、术后寒颤的最常用且效果显著的药物是（　　）。

   A．咪达唑仑　　　　　　　　B．异丙嗪

   C．氟哌利多　　　　　　　　D．哌替啶

2. （单选题）体温每降低 1 ℃，脑代谢率降低约（　　）。

   A．2%～3%　　　　　　　　B．6%～7%

   C．9%～10%　　　　　　　 D．12%～13%

3. （单选题）下列因素可以导致氧离曲线左移的是（　　）。

   A．pH 降低　　　　　　　　B．温度降低

   C．吸入麻醉药　　　　　　　D．PCO_2 增加

4. （单选题）在常温下，机体散热的主要机制是（　　）。

   A．辐射　　　　B．蒸发　　　　C．出汗　　　　D．传导

5. （单选题）预防和控制低体温的正确做法是（　　）。

   A．术前评估

   B．输入的液体加温至 40 ℃左右

   C．使用加温设备为体表加温

   D．以上全对

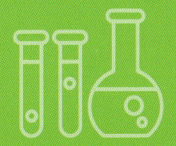

第三节　提高精麻药品发放准确率

Section 3　Improve the accuracy of anesthesia administration

一、定义

精麻药品发放准确率是指精麻药品发放的品种和数量与实际等级相符的程度。

二、背景

在医疗机构药品管理中，精麻药品管理是麻醉护理管理的重要组成部分。精麻药品是药品管理的重中之重，必须做到严格管理。《麻醉药品和精神药品管理条例》（国务院令第442号）明确指出，医疗机构应当对麻醉药品和精神药品处方进行专册登记、专人管理，做到账务相符。麻醉科应按照相关法律法规和本单位的规章制度，在医院和药剂科的管控下实施精麻药品管理工作。精麻药品管理稍有不慎，就可能造成非常严重的后果。

三、公式

每月精麻药品发放准确率=[（每月发放总天数－每月不准确天数）/每月发放总天数]×100%。

四、提高精麻药品发放准确率记录表

提高精麻药品发放准确率				
监测项目：精麻药品发放的准确率			预期目标：准确率达到100%	
监测结果	时间	7月	8月	9月
	不准确天数	2	2	3
	结果	93.55% （29/31）	93.33% （28/30）	90.32% （28/31）
问题叙述	1. 现有流程是精麻药品管理人员每天根据每个手术室手术量和手术类型，发放当天的精麻药品并于账册登记，领用人员领取时需核对并确认签名。 2. 精麻药品管理者在稽核时发现8～10月的精麻药品的实际发放数量与登记数量不相符，造成精麻药品管理者需要花费大量时间和精力去现场查看是否造成了精麻药品的丢失，导致工作效率低下			

续表

原因分析
1．流程或制度：发放与登记流程繁琐；缺少精麻药品发放与登记作业规范。 2．人员：发放人员登记未落实；领用人员未仔细核对、签名确认。 3．方法：手术室的手术不同，发放不统一；发放与登记混乱。 4．环境：精麻药品发放药盒无隔断，所有药物混放，不易清点；精麻药品药盒没有安全锁，易散落

是否展开调查与改进：■展开 PDCA 调查与改进　□偶发性异常，不需调查

计划（Plan）	实施（Do）
1．改进方案。 （1）资材组召开会议，讨论改善方案。 （2）依据本计划修改《麻醉科特殊药品管理作业标准书》，完善发放与登记制度。 （3）修改统一发放基数，简化作业流程。 （4）申请或购买带有隔断和锁扣的药盒。 （5）加强宣导，落实方案。 （6）列入精麻药品稽核。 2．计划实施时间：2018 年 10 月至 2018 年 12 月。	1．由资材组申请或购买含有隔断、带锁扣的专用药盒。 2．根据精麻药品近 6 个月的平均月消耗量计算周消耗量，重新设定科室备药基数＝周消耗量×1.33，最后确定每个手术室每天的平均消耗量，计算每个专用药盒的基数（所有手术室统一基数）。 3．根据专用药盒，设置统一标签，并与账册数一致，方便清点。 4．房间区域贴放"你的精麻药品还在吗"的提示语，提醒使用人员及管理人员随时清点。 5．护理例会及科室质控会议宣导特殊药品管理规范，科室使用人员严格执行规范，且稽核成绩与绩效挂钩。 6．根据以上措施及决议修改《麻醉科特殊药品管理作业标准书》

处理（Action）	检查（Check）
1．标准化：修改《麻醉科特殊药品管理作业标准书》。 2．持续监控：持续监测精麻药品发放及使用登记情况，如发现异常及时汇报，并书写改善报告。 3．进一步改进空间：领用人员确认签名未达到100%，进一步宣导，做到发放与领用双核对	精麻药品管理 　　　　　　　7月(前)　8月(前)　9月(前)　10月(后)　11月(后)　12月(后) 发放准确率/%　93.55　　93.33　　90.32　　96.78　　100.00　　100.00 领用登记率/%　　　　　　　　　　　　　56.43　　63.32　　71.56

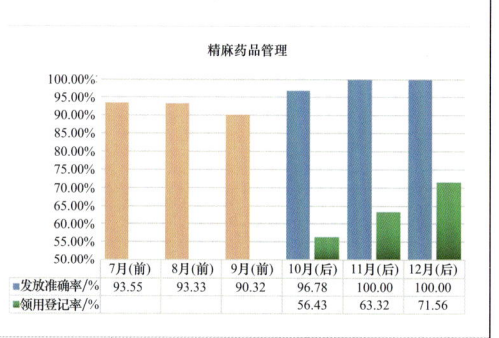

改进后监测数据追踪	时间	10 月	11 月	12 月
	结果	96.78% （30/31）	100% （30/30）	100% （31/31）

拓·展·习·题

1．（单选题）麻醉药品使用的专用处方颜色为（　　）。

  A．淡红色　　　　B．浅黄色　　　　C．浅绿色　　　　D．白色

2．（单选题）根据《麻醉药品和精神药品管理条例》规定，可在其医疗机构开具麻醉药品、第一类精神药品处方的是（　　）。

  A．主治医师

  B．住院医师

  C．执业医师

  D．经考核合格并被授权的执业医师

3．（单选题）不适用于《医疗机构麻醉药品、第一类精神药品管理规定》管理的药品是（　　）。

  A．芬太尼　　　　　　　　　B．吗啡

  C．阿托品注射液　　　　　　D．盐酸哌替啶

4．（单选题）医疗机构应将麻醉药品处方单独存放，至少保存（　　）。

  A．半年　　　　B．一年　　　　C．二年　　　　D．三年

5．（单选题）下列不属于医疗单位麻醉药品的管理"五专"的是（　　）。

  A．专人负责　　　　　　　　B．专用药师管理

  C．专用账册　　　　　　　　D．以上全对

第四节　提高术后气切患者转运安全性

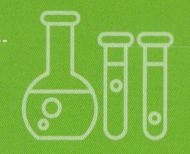

Section 4　Improve the transport safety of patient after tracheotomy

一、定义

气管切开术是一种抢救患者生命的急救手术，气管切开的主要目的是解除喉梗阻，恢复呼吸道通畅，改善肺部换气功能，便于吸出下呼吸道分泌物。

二、背景

气管切开术能够对不少危重患者的抢救起到良好的辅助治疗作用。由于带有气管切开套管的患者呼吸方式发生了改变，所以在照护和转运时，对医护人员有着更高的要求。医护人员、转运人员及家属的疏忽往往会引发不同程度的并发症甚至导致死亡，提高气管切开患者转运安全性具有非常重要的意义。

近年来，随着气切手术量的增加，我科室在气切术后患者转运方面存在知识缺乏、专业意识薄弱等问题，给患者及家属造成了身体及心理上的影响，为改善转运质量，特进行此 PDCA 循环。

三、公式

每月术后气切患者转运安全率 =［（每月术后气切患者转运总数 - 每月不良事件数）/ 每月术后气切患者转运总数］×100%。

四、提高术后气切患者转运安全记录表

提高术后气切患者转运安全性		
监测项目：术后气切患者转运安全性		预期目标：安全性达 100%
监测结果	时间	8月
	结果	75% （3/4）

续表

问题叙述	气管切开手术患者入恢复室照护期间生命体征平稳，麻醉医师评估后可送回病房。麻醉护士与病房护士电话交接班后，由专业的运输人员（以下简称 TC）与家属共同推回病房，但在转运途中，家属怕患者受凉，将棉被向上拉，盖住了患者的气切口，导致患者出现呼吸困难

原因分析
1. 流程或制度：无气切患者转运标准流程。
2. 人员：麻醉护士意识不强，未预知风险；麻醉医师未明确指示陪同转运；TC 缺乏相关知识培训；病房护士及医师术前未做好气切宣教；患者及家属相关知识缺乏。
3. 方法：未遵从患者转运分级制度转运；未有明显的警示标识。
4. 环境：相关人员对术后气切患者转运不够重视

是否展开调查与改进：■展开 PDCA 调查与改进　□偶发性异常，不需调查

计划（Plan）	实施（Do）
1. 改进方案。 （1）质控小组召开会议，讨论改善方案。 （2）修订《麻醉恢复室转运流程》。 （3）对恢复室 TC 进行相关知识培训。 （4）加强麻醉医护人员宣教，做好医护沟通。 （5）加强麻醉护士对患者及家属的相关知识宣教的意识。 （6）请病房护士及主管医师做好相关气切宣教。 （7）制作气切警示牌，并全院统一。 2. 计划实施时间：2018 年 9 月至 2018 年 11 月。	1. 由质控成员根据医院转运制度，修订《麻醉恢复室转运流程》。 2. 明确气切患者出恢复室前由麻醉医师严格评估麻醉护理人员陪同的标准在全科质控会议宣导，并在工作群宣导，确保人人知晓。 3. 联系外科委员会，进行科室医护人员宣导，确保气切患者及家属掌握相关知识，防止不良事件发生。 4. 由质控人员对 TC 进行气切转运知识培训，使其了解气切患者保持气道通畅的重要性 5. 制作专用警示标志，全院统一，并规定放置标准。 6. 发生不良事件必须立即上报主管，并列入质控成绩
处理（Action） 1. 标准化：修订了《麻醉恢复室转运流程》。 2. 持续监控：持续进行恢复室转运患者数据收集。 3. 进一步改进空间：运送途中环境温度控制及病房护士与家属的照护意识有待进一步加强。	检查（Check） 术后气切患者转运安全性 |	8月(前)	9月(后)	10月(后)	11月(后)
---	---	---	---	---
安全率/%	0	100	100	100
气切例数/%	1	2	1	3	

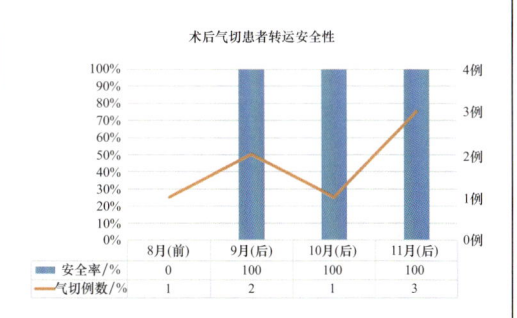

改进后监测数据追踪	时间	9 月	10 月	11 月
	结果	100% （2/2）	100% （1/1）	100% （3/3）

拓·展·习·题

1. 气管切开的位置一般应选在气管的第（　　）。
   A. 2～3气管环　　　　　　　B. 3～4气管环
   C. 1～2气管环　　　　　　　D. 5～6气管环

2. 气管切开术后患者的金属内套管每次进行清洗、煮消毒的间隔时间是（　　）。
   A. 6小时　　　　　　　　　B. 4小时
   C. 8小时　　　　　　　　　D. 2小时

3. 护士给气管切开患者进行吸痰，每次吸痰的时间不应超过（　　）。
   A. 15秒　　　　　　　　　B. 30秒
   C. 10秒　　　　　　　　　D. 20秒

4. 气管切开患者的房间最适宜给予的相对温度是（　　）。
   A. 22～24 ℃　　　　　　　B. 24～26 ℃
   C. 20～22 ℃　　　　　　　D. 26～28 ℃

5. 进行气管切开患者吸痰时应给予的最佳体位是（　　）。
   A. 半卧位　　　　　　　　B. 端卧位
   C. 平卧位　　　　　　　　D. 头低脚高位

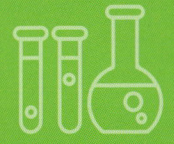

第五节 简化近效期物品查核流程

Section 5 Simplify the process of checking near-expired equipment

一、定义

近效期物品，是指距有效期六个月以内的物品。

二、背景

我科室制度：物品进入麻醉科库房，除进行核对外，每年进行3次全科的查核，分别在2月、6月、10月进行查核。以下是具体查核图例。

有效期查核																
月份	1	2	3	4	5	6	7	8	9	10	重复查核 11	重复查核 12	1	2	重复查核 3	4	5	6	7	8
			2月查核														
						6月查核											
										10月查核							
														2月查核			

三、简化近效期物品查核流程记录表

简化近效期物品查核流程		
监测项目：有效期查核流程		预期目标：精简有效期查核流程
监测结果	时间	2019年2月	2019年6月
	结果	4小时	3小时
问题叙述	1. 麻醉科资材品项共190项，使用范围较大，使用人员较多，有效期管理复杂，查核耗时较长。 2. 查核出的近效期品项大多位于库房及控制室，约占95%～97%。 3. 手术室及外围范围较大且分布较广，查核耗时长，但近效期物品仅占3%～5%		

续表

原因分析

1. 流程或制度：有效期查核流程繁琐，品项较多，范围较大。
2. 人员：每次查核有效期需要两个人力且多为资材组人员，科室其他人员对查核流程不熟悉。
3. 方法：手动登记有效期有登记错误、字迹潦草难以辨识的缺点，导致获取数据耗时较长。
4. 环境：本科室资材分布在 11 个手术座、库房、控制室、POR、胃肠镜、DSA 等处（分布范围广，需逐一查核，防止漏查）

是否展开调查与改进：■展开 PDCA 调查与改进　□偶发性异常，不需调查

计划（Plan）	实施（Do）
1. 简化有效期查核流程。 2. 全员参与学习有效期查核标准操作程序，并在资材组人员监督下进行各自工作区域品项的有效期查核 3. SPD 系统模式（医院药品供应链管理模式）请领系统直接连带有效期，简化手工登记流程。 4. 全员参与各自工作区域品项的有效期查核，资材组成员主要查核库房控制室及一些特殊品项	1. 修改有效期查核标准操作程序，简化流程。 2. 加强科室宣导，共同学习有效期查核流程，全员参与。 3. 合理利用 SPD 系统模式请领系统，有效期直接连带并导出，简化手动登记有效期的流程，节省绘制表格的时间。 4. 科室成员全员参与，每次查核有效期只需要查核特定区域及特殊品项，有效期查核时间段提前干预资材请领数量，尽量减少需查核品项
处理（Action）	检查（Check）
1. 规范化：修改现有的有效期查核标准操作程序，所有药品及卫材严格执行先进先出的原则。 2. 持续监控：资材组负责人加强科室宣导，定期追踪。 3. 持续追踪有效期查核所需时间	改善后有效期查核耗费时间有所减少，工作效率提高，详见图表。 麻醉科物品有效期查核时间 201902(改善前): 4 201906(改善前): 3 201910(改善后): 2.8 201902(改善后): 2.7 （查核时间/小时）

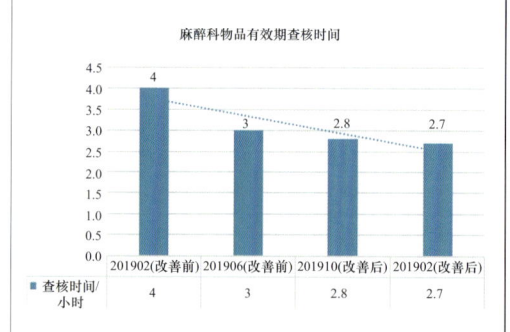

改进后监测数据追踪	时间	2019 年 10 月	2020 年 2 月
	结果	2.8 小时	2.7 小时

拓·展·习·题

1. （单选题）有效期至"2013.10"的药品，其有效的终止日期是（　　）。

   A．2013年9月30日　　　　　　B．2013年10月1日

   C．2013年10月31日　　　　　　D．2013年11月1日

2. （单选题）下列不属于国家特殊管理的药品是（　　）。

   A．麻醉药品　　　　　　　　　B．精神药品

   C．毒性药品　　　　　　　　　D．抗生素类药品

3. （单选题）近效期药品的定义是（　　）。

   A．一般药品距离规定的有效期2个月

   B．一般药品距离规定的有效期3个月

   C．一般药品距离规定的有效期6个月

   D．一般药品距离规定的有效期9个月

4. （单选题）下列关于近效期药品的管理，错误的是（　　）。

   A．专人管理，定时交接

   B．备用药品每日清点，检查药品质量

   C．按照效期顺序，由近及远，从右到左摆放

   D．按照效期顺序，由远及近，从左到右摆放

5. （单选题）药品批号为"180611"，有效期为24个月，则有效期至（　　）。

   A．2020年06月30日　　　　　　B．2020年06月10日

   C．2020年05月31日　　　　　　D．2020年06月11日

第六节　提高麻醉护理人员业务学习出勤率

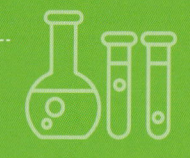

Section 6　Increase the frequency of nurse anesthesia professional development

一、定义

麻醉护理人员业务学习出勤率，是指麻醉科护理人员参加科内业务学习的实际出勤数与应该出勤数的比率。

二、公式

每月麻醉护理人员业务学习出勤率＝［每月实际出勤总人数/（麻醉护理总人数×学习次数）］×100%。

三、提高麻醉护理人员业务学习出勤率记录表

提高麻醉护理人员业务学习出勤率				
监测项目：麻醉护理人员业务学习出勤率			预期目标：出勤率>80%	
监测结果	时间	7月		8月
	结果	69.23%		65.38%
问题叙述	本年度教学组对麻醉护理人员业务学习参加次数无要求，因此业务学习出勤率为80%，下降明显			
原因分析 1. 流程或制度：没有业务学习出勤制度；未明确业务学习请假制度；因手术因素未按计划时间参加业务学习。 2. 人员：人员学习意识淡薄；教学组管控力度不够；授课教师能力欠缺。 3. 方法：教学形式枯燥乏味。 4. 环境：业务学习时间安排不合理。			
是否展开调查与改进：■展开 PDCA 调查与改进　　□偶发性异常，不需调查			

续表

计划（Plan）	实施（Do）
1. 改进方案。 （1）教学组召开会议，发放问卷调查，分析原因，讨论改善方案。 （2）完善【麻醉护理继续教育管理规范】。 （3）提高教师授课水平，发展多样化的授课形式。 （4）优化教学计划，有目标、有系统的开展教学活动。 （5）明确分层次培训，将业务学习出勤率纳入绩效考核。 2. 计划实施时间：2019 年 9 月至 2019 年 11 月	1. 科内问卷调查未出勤原因及意向学习的课程方向，教学组分析讨论后优化教学计划和课程时间。 2. 修订【麻醉护理继续教育管理规范】，明确迟到及缺席管理制度。 3. 加强对教师的培养与教学质量考评，开展翻转课堂、workshop 等多样化的授课形式，提高课堂参与度及授课品质。 4. 规范教案模板，教学目标明确，依照教学计划按时授课。 5. 依据职级开展分层次培训课程，以巩固和加强各年资人员的业务水平，每月依照签到表统计出席率，无故缺席者直接与绩效考核相关联。
处理（Action）	检查（Check）
1. 标准化：修订【麻醉护理继续教育管理规范】，明确业务学习出勤管理办法。 2. 持续监控：以渐长周期持续监控业务学习出席率。 3. 进一步改进空间：提高教师的授课能力。	麻醉护理人员业务学习出勤率 |	7月(前)	8月(前)	9月(后)	10月(后)	11月(后)
---	---	---	---	---	---
出勤/%	69.23	65.38	88.46	84.62	82.31
目标/%	80	80	80	80	80	

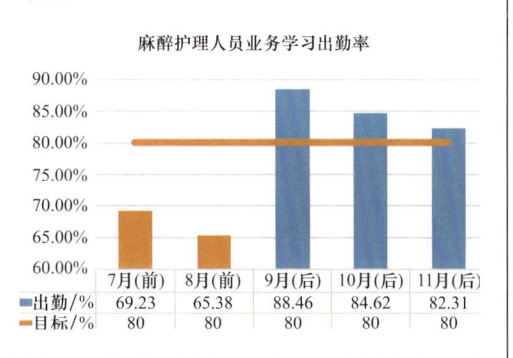

改进后监测数据追踪	时间	9 月	10 月	11 月
	结果	88.46%	84.62%	82.31%

拓·展·习·题

1. （单选题）护士资格证的执业注册有效期为（　　）。

    A. 1年　　　　B. 2年　　　　C. 3年　　　　D. 5年

2. （单选题）下列不属于护理任务的是（　　）。

    A. 减轻痛苦　　　　　　　　B. 治疗疾病
    C. 恢复健康　　　　　　　　D. 维持健康

3. （单选题）护理质量能否得到保证，主要依赖于（　　）。

    A. 护理工作模式　　　　　　B. 护理管理者的理论
    C. 护士自身的素质　　　　　D. 护士的学历

4. （单选题）继续护理学教育是（　　）。

    A. 终身性护理学教育　　　　B. 护理学历教育
    C. 规范化专业培训　　　　　D. 护理知识培训

5. （单选题）护士再次注册的条件之一是（　　）。

    A. 取得护理专业培训结业证书
    B. 具备一定的护理工作经验
    C. 每年经过新理论、新知识培训
    D. 每年修满继续教育规定学分

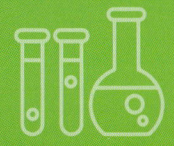

第七节 降低麻醉科用药 near miss 发生例数

Section 7 Reduce the number of anesthetic administration near misses

一、定义

用药差错（Medication Errors，ME），是指医务人员、患者或消费者在药物使用过程中发生的任何可能导致药物不合理应用或对患者造成伤害的可预防的事件。

险兆事件（Near Miss），是指任何发生的有可能产生对人的严重伤害或对财产、环境造成重大损失或破坏，但实际上没有产生的或者后果很小的事件。

麻醉科用药 Near Miss，是指麻醉科医护人员在给药过程中有可能对患者产生的伤害或造成的重大后果，但实际上没有产生后果的或者后果很小的给药事件。

LASA 药品：Look Alike Sound Alike（Drug Naming; Also Seen As LA/SA），看起来像听上去是一样的药物命名，被看作 LA/SA。

二、背景

ME 在临床工作中普遍存在，研究报道称 27%～54% 的住院患者经历过至少一次的 ME。麻醉医师由于特殊的工作环境，通常是采取麻醉医师直接给药或是下达口头医嘱，以及由麻醉护士给药这两种给药方式，尤其在紧急手术时或抢救情况下，麻醉医师必须快速做出决策并实施，如果此时用药过程均由单人实施，缺少双人核对环节，那么发生 ME 的风险将大大增加。Cooper 等人综合分析了 7 年内报道的麻醉 ME，发现其主要发生在门诊手术室、手术室及复苏室，且对围手术期患者的危害性是非手术患者的 3 倍。保护患者用药安全，在麻醉工作中采取相应的干预措施以减少或避免围手术期用药错误或降低 Near Miss 发生例数，是提高医疗安全的重要措施。

文献显示 LASA 药品是造成用药错误的重要原因，由此原因造成用药错误的事件约占所有用药错误事件的 25%。为避免我科室因为将看起来相似的药品放置在一起没有进行核对而造成麻醉科用药 Near Miss 的发生，特进行此 PDCA 循环。

三、降低麻醉科用药 Near Miss 发生例数记录表

<table>
<tr><td colspan="4" align="center">降低麻醉科用药 near miss 发生例数</td></tr>
<tr><td colspan="2">监测项目：麻醉科每月用药 Near Miss 发生例数</td><td colspan="2">预期目标：每月发生例数为 0</td></tr>
<tr><td rowspan="2">监测结果</td><td>时间</td><td colspan="2">3 月</td></tr>
<tr><td>结果</td><td colspan="2">1 例</td></tr>
<tr><td>问题叙述</td><td colspan="3">输尿管镜钬激光手术术中，麻醉医师要求给予呋塞米 20 mg 静脉注射，麻醉护士遵医嘱，从药柜拿取药物，掰开安瓿瓶，抽取完药物准备给药时，麻醉医师发现工作台面上的安瓿瓶是多巴胺，不是呋塞米，险些造成术中给药错误。此时查看药柜呋塞米位置里面还摆放着一支多巴胺</td></tr>
<tr><td colspan="4">原因分析
1. 流程或制度："三查七对"制度没有严格执行。
2. 人员：麻醉护士拿药时未进行核对；麻醉医护未严格执行双人核查制度；药品添补人员未按 "5S" 定位添补药品。
3. 方法：相似药品未分开摆放；相似药品未有明显区分标识；抽取药品后未及时贴药名标贴。
4. 环境：药品摆放设置不合理（多巴胺和呋塞米同样为 2 ml 安瓿瓶，靠近摆放）</td></tr>
<tr><td colspan="4">是否展开调查与改进：■展开 PDCA 调查与改进　□偶发性异常，不需调查</td></tr>
<tr><td colspan="2">计划（Plan）
1. 改进方案
（1）质控组召开会议，讨论改善方案。
（2）修订《麻醉科给药标准化流程》。
（3）资材组重新调整药品摆放位置，LASA 药品做标识和分割。
（4）将执行给药列入日常稽核，严格查核给药操作流程。
（5）要求药品添补人员添补药品时遵循 "5S" 原则。
（6）科室宣导，进行相关知识培训。
2. 计划实施时间：2018 年 4 月至 2018 年 6 月。</td><td colspan="2">实施（Do）
1. 由质控组修订《麻醉科给药标准化流程》，要求给药前、中、后严格执行"三查七对"制度，当麻醉医师下达口头医嘱时，麻醉护士需立即口头复述一遍药品的名称、剂量以及给药方式，才能抽药。
2. 在抽取的药品注射器上写明名称以及剂量，并将抽完的安瓿瓶以及注射器再次给他人进行查核。
3. 要求抽过的药品安瓿瓶摆放在专门的放置处，养成良好的习惯，便于再次核查。
4. 资材组遵循 LASA 药品管理原则，调整药品摆放位置，特殊药品贴标识，可将多巴胺定位于药柜左上角，呋塞米定位于药柜右下角。
5. 添补药品的时候注意 "5S" 定位原则，不要混入，从源头避免给药错误事件的发生。
6. 执行给药列入日常稽核，由每日流动不定期稽核，严格查核给药操作流程。
7. 质控会议进行相关教育宣导</td></tr>
<tr><td colspan="2">处理（Action）
1. 标准化：修订《麻醉科给药标准化流程》。
2. 持续监控：持续监测日常给药流程，直至没有给药错误出现。
3. 进一步改进空间：房间经常安排一名人员，双人核对制度达成率低，寻求得以进一步改善；大部分药品没有标签，下一步统一制作药品标签；针对镇痛泵 Near Miss 事件做 PDCA</td><td colspan="2">检查（Check）
1. 4 月、5 月、6 月日常进行给药执行查对分别为 26 人次、40 人次、32 人次，均 100% 通过。
2. 4 月、6 月执行给药 Near Miss 均未发生。
3. 5 月发生一例麻醉护士接错镇痛泵 Near Miss，硬膜外镇痛泵接入静脉时被麻醉医师制止</td></tr>
<tr><td rowspan="2">改进后监测数据追踪</td><td>时间</td><td>4 月</td><td>5 月</td><td>6 月</td></tr>
<tr><td>结果</td><td>0 例</td><td>1 例</td><td>0 例</td></tr>
</table>

拓·展·习·题

1.（单选题）药物相似的包装外观或标签，有可能造成差错的发生，此类事件属于用药差错分级的（　　）。

　　A．C 级　　　　B．B 级　　　　C．D 级　　　　D．A 级

2.（单选题）国际上用药错误研究不包含的问题是（　　）。

　　A．不合理用药　　　　　　B．人的疏失

　　C．无意的违规　　　　　　D．不正确的行为

3.（单选题）先进用药安全文化最核心的内容就是（　　）。

　　A．技术性问题　　　　　　B．医务人员的认识水平

　　C．患者安全至上　　　　　D．以上都是

4.（单选题）文化在工作中的体现就是工作的氛围，就是组织内人们的（　　）。

　　A．行为方式　　　　　　　B．技术性问题

　　C．知识水平　　　　　　　D．自觉性

5.（单选题）个人的疏失往往是错误或事故的起因，而不良的（　　）未能起到阻隔、拦截和屏蔽的作用，最终使得错误起因造成事故。

　　A．系统　　　　　　　　　B．流程

　　C．工作条件　　　　　　　D．以上都是

第八节　提高手术结束房间整理合格率

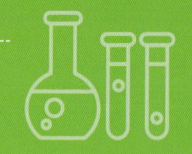

Section 8　Improve the pass rate of post-operation room tidiness

一、背景

麻醉后房间的整洁基于感染控制的要求："5S"定位准确、环境干净、消耗物品及时添补，以保障当班人员的工作环境安全，使他们可以更好地工作，也利于仪器的使用，提高工作效率，同时下一班别人员不会因为物品缺失造成困扰。

二、公式

每月手术结束房间整理合格率＝（每月房间整理合理数量／每月稽核总量）×100%

三、提高手术结束房间整理合格率

提高手术结束房间整理合格率			
监测项目：房间整理合格率			预期目标：房间整理合格率达100%
监测结果	时间	4月	5月
	结果	65.38% （17/26）	66.67% （18/27）
问题叙述	打开手术室进行麻醉术前准备时，发现仪器摆放凌乱，常用卫材缺失，消毒液过期，造成临床使用人员的困扰		
原因分析 1. 流程或制度：稽核人员和时间不固定，没有相关的手术结束房间整理的标准操作程序；责任人不明确。 2. 人员：新人对关闭手术室流程不熟悉；人员对手术后手术室的整理不重视；人员对相关稽核细节不明确。 3. 方法：白天关闭手术室后，夜间再开手术室，责任人不明确；如果白天手术过多，人员流动大导致无法及时稽核房间。 4. 环境：手术连台，上下班交接班人员变动大			
是否展开调查与改进：■展开PDCA调查与改进　□偶发性异常，不需调查			

续表

计划（Plan）	实施（Do）
1. 改进方案。 （1）对相关稽核内容进行宣导。 （2）对感染控制内容进行宣导。 （3）实行大夜班房间稽核制度。 （4）明确责任人。 （5）质控组监督每天稽核情况，并上报相关负责人。 2. 计划实施时间：2018年6月至2018年8月。	1. 将房间需要整理稽核的事项逐一明确，制定表格，全科公示，在质控会上进行宣导。 2. 流动人员不定时抽查感染控制相关知识，保证全员落实到位，感染控制、整理清洁工作人人参与。 3. 大夜人员稽核房间列入工作内容，小夜稽核列入奖励。稽核有问题要在工作群汇报。 4. 流动人员16:00排夜班交接班登记表，注明各个关房间责任人。 5. 质控组人员每月20日前将统计的稽核结果，通知到个人，计入个人质控成绩，并在质控会公示
处理（Action） 1. 标准化：修订《麻醉科护理人员工作职责》。 2. 持续监控：每天稽核，直至合格率达到100%。	检查（Check） 房间整理合格率 |	4月(前)	5月(前)	6月(后)	7月(后)	8月(后)
---	---	---	---	---	---
稽核/%	65.38	66.67	93.10	91.67	91.89	

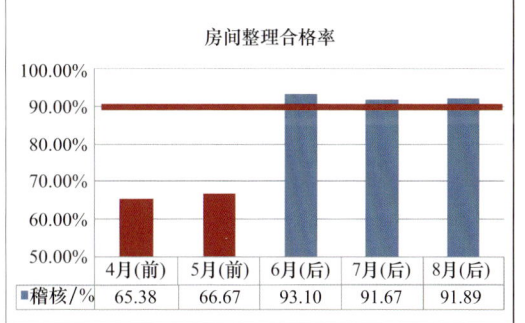

改进后监测数据追踪	时间	6月	7月	8月
	结果	93.10% （27/29）	91.36% （33/36）	91.89% （34/37）

拓·展·习·题

1.（单选题）小瓶碘伏的有效期是（　　）。

　　A. 5天　　　　B. 7天　　　　C. 14天　　　　D. 30天

2.（单选题）铺温毯的注意事项有（　　）。

　　A. 要平整，不能打折，也不能直接接触患者皮肤

　　B. 进水口处要保持通畅，重合器不得压住进水口的软管，温毯的主机应放于麻醉机同侧的墙边，同时保持管路不打折、不受压

　　C. 温毯的插头一定要用16A的插座。对于截石位手术，一般铺小型温毯；对于平卧位改截石位的手术并且已经铺了大型温毯的手术，在更改体位前要将温毯向上移动，患者向下移动，确保温毯勿折

　　D. 以上全是

3.（单选题）下列关于心电监护仪相关清洁方法正确的是（　　）。

　　A. 袖带污染后，干洗消毒后备用

　　B. 血氧探头：用95%的酒精擦拭，然后用干布擦干

　　C. 电缆线用75%酒精擦拭外表面，注意不要浸湿插头处

　　D. 显示屏用95%的酒精棉球或者10%的漂白液擦拭

4.（单选题）下列关于整理的定义，正确的是（　　）。

　　A. 将所有的物品重新摆放

　　B. 将工作场所内的物品分类，并把不要的物品清理掉，将生产、工作、生活场所打扫得干干净净

　　C. 区别要与不要的物品，工作场所除了要用的物品以外，其余均不放置

　　D. 将物品分区摆放，同时贴好相应的标识

5.（单选题）下列关于清洁的定义，正确的是（　　）。

　　A. 维持整理、整顿、清扫后的局面，使之制度化、规范化

　　B. 将生产、工作、生活场所内的物品分类，并把不要的物品清理掉

　　C. 把有用的物品按规定分类摆放好，并贴好适当的标识

　　D. 对医护人员进行素质教育，要求医护人员有纪律观念

【拓展习题答案】

第一节
1. A 2. C 3. C 4. C 5. C
第二节
1. D 2. B 3. B 4. B 5. D
第三节
1. A 2. D 3. C 4. D 5. B
第四节
1. B 2. B 3. A 4. A 5. C
第五节
1. C 2. D 3. C 4. D 5. B
第六节
1. D 2. B 3. C 4. A 5. D
第七节
1. D 2. A 3. C 4. A 5. D
第八节
1. B 2. D 3. C 4. B 5. A

04

第四章
麻醉护理思维导图

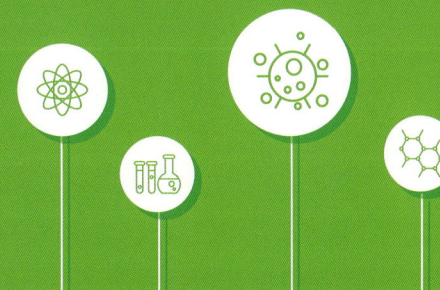

引 言

思维导图（The Mind Map），又叫心智导图、脑图、心智地图、脑力激荡图、灵感触发图、概念地图、树状图、树枝图或思维地图，是表达发散性思维的有效图形思维工具，是一种将思维形象化的方法，可以增进大家的理解，提升大家的记忆能力。

思维导图的使用方法很简单，应用范围广泛，应用于护理教育领域由来已久，在护理管理、护士培训、护理带教、护理教学等方面均可使用。它运用图文将枯燥的信息变成条理清晰的图形，帮助人们理解吸收，更有利于培养护理人员的发散性、创新性思维。当今麻醉护理仍处于发展阶段，随着国家相关政策的出台，麻醉护理人员的队伍必将不断壮大，这也决定了临床对麻醉护理人员的要求将不仅仅局限于理论知识和临床技能，对管理、教学、科研、健康代言等综合素质的要求也会越来越高。思维导图工具可在一定程度上帮助麻醉护理人员解决临床、管理、学习等方面的问题，提高麻醉护理人员思考解决问题的能力，提升个人的创新能力。

我院麻醉护理注重团队建设，在科室继续教育及基地培训课程中会运用思维导图工具开发大家的思维，共同探索解决问题和创新实践的路径，目前已完成多个内容的创作，颇有成效。根据麻醉护理发展的以及我院麻醉护理培训、工作的现状，为促进麻醉护理同仁的共同发展，本章所选的九个思维导图为科室教学活动成果，其中部分是由2018、2019年两届南京市级麻醉护理专科护士学员培训课程中的教学活动成果提炼而成的，现以思维导图形式展现，供护理同仁参阅。

一、麻醉护理相关政策

麻醉护理学是麻醉学和护理学的交叉学科，随着麻醉学科的飞速发展、学科领域逐步扩大、人民群众日益增长的医疗安全需要及对无痛化诊疗意识的提高、愈发加重的工作量，加上医护人员的认知不断更新迭代，麻醉医疗的现状对麻醉护理人员的要求越来越高。为加强麻醉护理服务，提升麻醉护理服务质量，国家颁布了麻醉护理岗位发展的相关政策。这也使麻醉护理这个行业迎来了春天。本章节运用思维导图整理了截至2019年，国家卫健委以及江苏省、南京市卫健委颁布的麻醉护理相关政策，希望大家研读后能形成不同的思维，并应用在自己的临床护理工作中。

二、我院麻醉护理临床带教

护理工作是医疗服务的重要环节，工作质量和效率会直接影响科室的运转。随着科室的壮大，护理新人的加入犹如为科室注入新鲜血液，对其临床专科知识和技能的培养、带教工作显得尤为重要。但目前我国麻醉护理正处于发展阶段，还没有统一的培训和教育模式，带教标准和流程也各有千秋，虽宗旨均在于培养符合临床需求的护理人才、为科室护理工作提供主干力量，但教育质量必定有所差异。为推进麻醉护理人员综合能力和素养的提升，本文分享了我院基于IFNA国际基地的核心能力要求所进行的麻醉护理临床带教思维导图，希望能为大家提供一些参考。

三、我院麻醉恢复室安全管理及动态

麻醉恢复室是对手术麻醉后的患者进行严密监测直至其意识、呼吸、血压、四肢活动、指脉氧饱和度都平稳的护理照护单位，对降低外科患者术后意外和并发症的发生率以及死亡率有着重要意义。麻醉恢复室的运行和管理是每家医院必备的能力。我院麻醉恢复室以拔管后专科照护为主要管理模式，已实施数十年，外科患者对其有着较高的满意度，仅供参考。

四、我院术中麻醉监测与照护职责分级

麻醉护士参与术中管理，应加强专科护理队伍建设，提高专业化服务水平，依据麻醉医疗服务内容，为接受麻醉的患者提供围手术期护理服务，以增加患者的安全性。这对麻醉学科的发展有着重要意义，也是麻醉护理发展的一个方向。但目前我国并未有明确的岗位职责规定或相关指南，现阶段也仅有少数医院有术中监测麻醉护士，且工作范围可能存在差异。为了保证患者术中安全，麻醉岗位职责中必定需要明确术中监测医护的工作职责，我院制定了规范化的规章制度，仅供参考。

五、十大安全目标之：手卫生、用药用血安全、管路安全（气管导管）、降低围手术期皮肤压力性损伤

　　患者安全是一个严肃的全球公共卫生问题，保证患者安全是医院的基本职责，是评价医院的核心标准，也是医护人员永恒的追求和目标。我国积极响应世界卫生组织《世界患者安全联盟》工作的号召，《中国医院协会患者安全目标（2019版）》在历年患者安全目标的基础上，结合我国医院质量与安全管理工作的实际情况，更新了患者安全的内涵，其中手卫生、用药用血安全、管路安全、降低围手术期皮肤压力性损伤依旧是关注重点。作为麻醉护理人员，围手术期照护安全是最基本的职责。为了进一步提高麻醉护理人员安全管理水平和护理服务质量，我院基地讲师带领麻醉护理专科护士培训基地的两届学员共同开启头脑风暴，制作了手卫生、用药用血安全、管路安全、降低围手术期皮肤压力性损伤四个思维导图，现供麻醉护理同仁参考学习。

第一节 麻醉护理相关政策

Section 1 Related policies to nurse anesthesia

2018 年第一届市级专科护士供稿

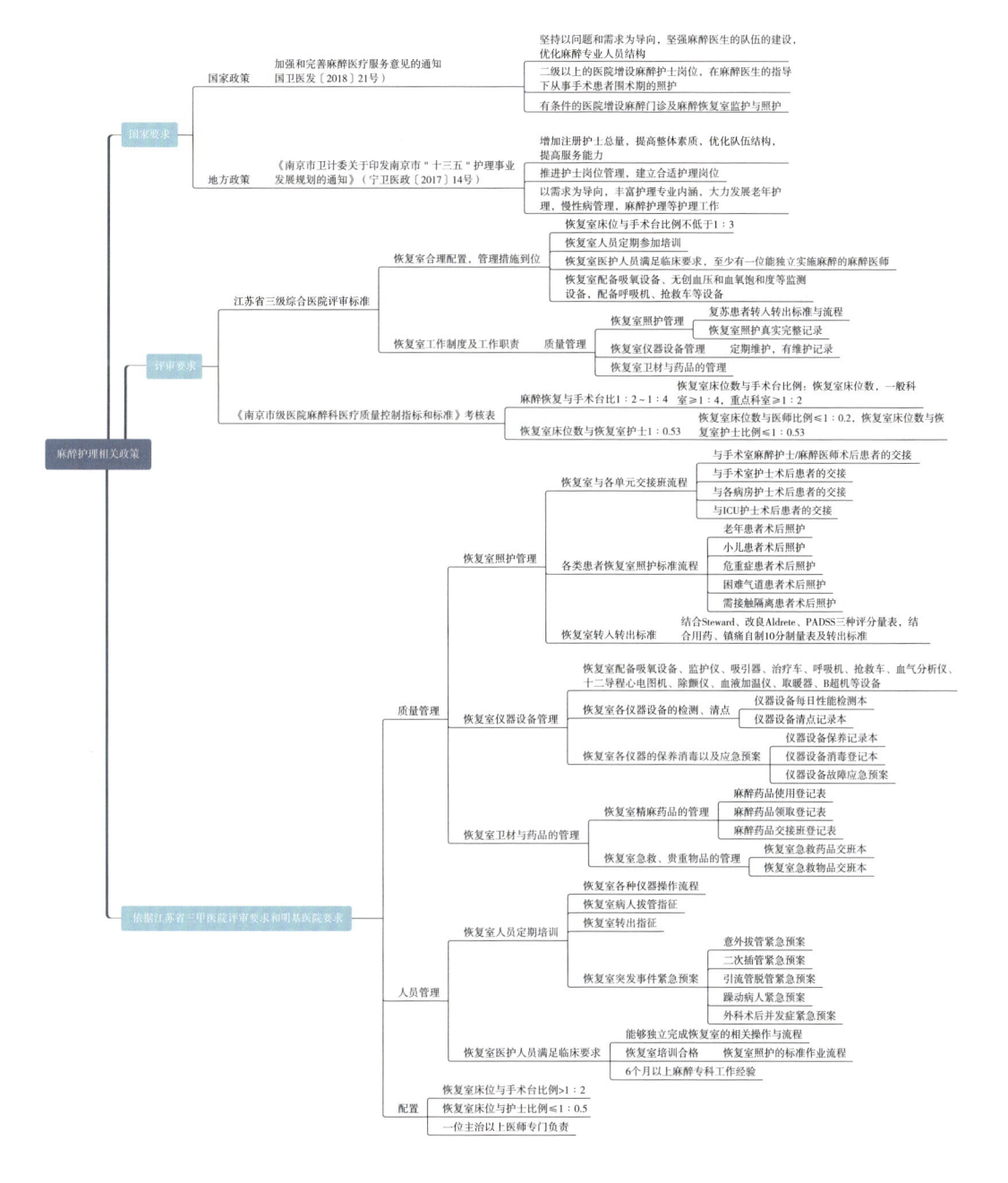

- 麻醉护理相关政策
  - 国家要求
    - 国家政策
      - 加强和完善麻醉医疗服务意见的通知 国卫医发〔2018〕21号
        - 坚持以问题和需求为导向，坚强麻醉医生的队伍的建设，优化麻醉专业人员结构
        - 二级以上的医院增设麻醉护士岗位，在麻醉医生的指导下从事手术患者围术期的照护
        - 有条件的医院增设麻醉门诊及麻醉恢复室监护与照护
    - 地方政策
      - 《南京市卫计委关于印发南京市"十三五"护理事业发展规划的通知》（宁卫政〔2017〕14号）
        - 增加注册护士总量，提高整体素质，优化队伍结构，提高服务能力
        - 推进护士岗位管理，建立合理护理岗位
        - 以需求为导向，丰富护理专业内涵，大力发展老年护理、慢性病管理、麻醉护理等护理工作
  - 评审要求
    - 江苏省三级综合医院评审标准
      - 恢复室合理配置，管理措施到位
        - 恢复室床位与手术台比例不低于1:3
        - 恢复室人员定期参加培训
        - 恢复室医护人员满足临床要求，至少有一位能独立实施麻醉的麻醉医师
        - 恢复室配备吸氧设备、无创血压和血氧饱和度等监测设备，配备呼吸机、抢救车等设备
      - 恢复室工作制度及工作职责
        - 质量管理
          - 恢复室照护管理
          - 恢复室照护真实完整记录
          - 恢复室仪器设备管理 定期维护，有维护记录
          - 恢复室卫材与药品的管理
    - 《南京市级医院麻醉科医疗质量控制指标和标准》考核表
      - 麻醉恢复与手术台比1:2~1:4 室≥1:4，重点科室≥1:2
      - 恢复室床位数与恢复室床位比例：恢复室床位数，一般科恢复室床位数与恢复室护士1:0.53
      - 恢复室床位数与恢复室护士比例≤1:0.2，恢复室床位数与恢复室护士比例≤1:0.53
  - 依据江苏省三甲医院评审要求和明基医院要求
    - 质量管理
      - 恢复室照护管理
        - 恢复室与各单元交接班流程
          - 与手术室麻醉护士/麻醉医师术后患者的交接
          - 与手术室护士术后患者的交接
          - 与各病房护士术后患者的交接
          - 与ICU护士术后患者的交接
        - 各类患者恢复室照护标准流程
          - 老年患者术后照护
          - 小儿患者术后照护
          - 危重症患者术后照护
          - 困难气道患者术后照护
          - 需接触隔离患者术后照护
        - 恢复室转入转出标准
          - 结合Steward、改良Aldrete、PADSS三种评分量表，结合用药、镇痛自制10分制量表及转出标准
      - 恢复室仪器设备管理
        - 恢复室配备吸氧设备、监护仪、吸引器、治疗车、呼吸机、抢救车、血气分析仪、十二导程心电图机、除颤仪、血液加温仪、取暖器、B超机等设备
        - 恢复室各仪器设备的检测、清点
          - 仪器设备每日性能检测本
          - 仪器设备清点记录本
        - 恢复室各仪器的保养消毒以及应急预案
          - 仪器设备保养记录本
          - 仪器设备消毒登记本
          - 仪器设备故障应急预案
      - 恢复室卫材与药品的管理
        - 恢复室精麻药品的管理
          - 麻醉药品使用登记表
          - 麻醉药品领取登记表
          - 麻醉药品交接班登记表
        - 恢复室急救、贵重物品的管理
          - 恢复室急救药品交班本
          - 恢复室急救物品交班本
    - 人员管理
      - 恢复室人员定期培训
        - 恢复室各种仪器操作流程
        - 恢复病人拔管指征
        - 恢复室转出指征
        - 恢复室突发事件紧急预案
          - 意外拔管紧急预案
          - 二次插管紧急预案
          - 引流管脱管紧急预案
          - 躁动病人紧急预案
          - 外科术后并发症紧急预案
      - 恢复室医护人员满足临床要求
        - 能够独立完成恢复室的相关操作与流程
        - 恢复室培训合格
        - 恢复室照护的标准作业流程
        - 6个月以上麻醉专科工作经验
    - 配置
      - 恢复室床位与手术台比例>1:2
      - 恢复室床位与护士比例≤1:0.5
      - 一位主治以上医师专门负责

第二节 明基医院术中麻醉监测与照护职责分级

Section 2 Safety Management of the post-anesthesia recovery rooms at BenQ Hospital

南京明基医院麻醉护理组供稿

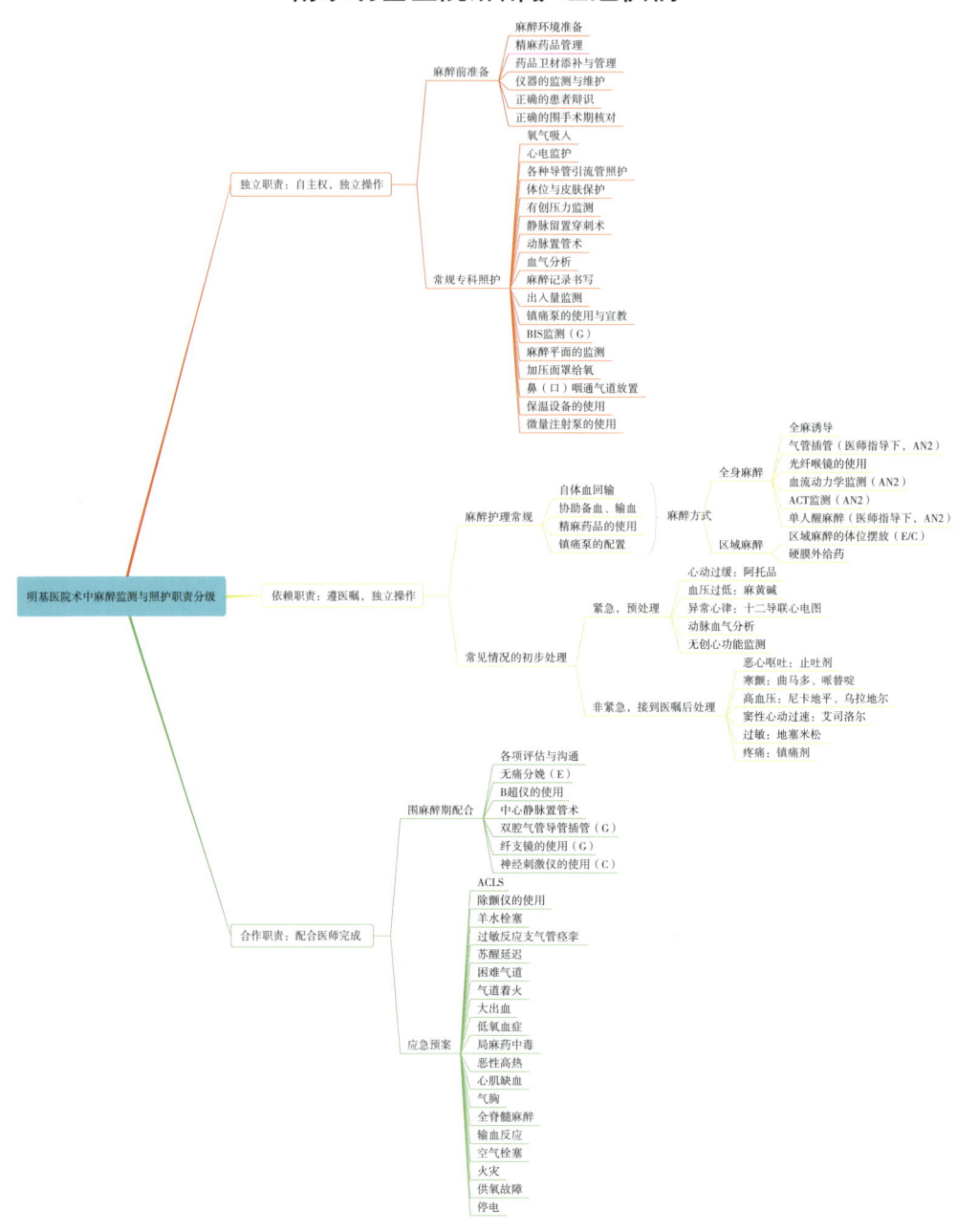

明基医院术中麻醉监测与照护职责分级
- 独立职责：自主权，独立操作
  - 麻醉前准备
    - 麻醉环境准备
    - 精麻药品管理
    - 药品卫材添补与管理
    - 仪器的监测与维护
    - 正确的患者辩识
    - 正确的围手术期核对
  - 常规专科照护
    - 氧气吸入
    - 心电监护
    - 各种导管引流管照护
    - 体位与皮肤保护
    - 有创压力监测
    - 静脉留置穿刺术
    - 动脉置管术
    - 血气分析
    - 麻醉记录书写
    - 出入量监测
    - 镇痛泵的使用与宣教
    - BIS监测（G）
    - 麻醉平面的监测
    - 加压面罩给氧
    - 鼻（口）咽通气道放置
    - 保温设备的使用
    - 微量注射泵的使用
- 依赖职责：遵医嘱，独立操作
  - 麻醉护理常规
    - 自体血回输
    - 协助备血、输血
    - 精麻药品的使用
    - 镇痛泵的配置
  - 麻醉方式
    - 全身麻醉
      - 全麻诱导
      - 气管插管（医师指导下，AN2）
      - 光纤喉镜的使用
      - 血流动力学监测（AN2）
      - ACT监测（AN2）
      - 单人醒麻醉（医师指导下，AN2）
    - 区域麻醉
      - 区域麻醉的体位摆放（E/C）
      - 硬膜外给药
  - 常见情况的初步处理
    - 紧急，预处理
      - 心动过缓：阿托品
      - 血压过低：麻黄碱
      - 异常心律：十二导联心电图
      - 动脉血气分析
      - 无创心功能监测
    - 非紧急，接到医嘱后处理
      - 恶心呕吐：止吐剂
      - 寒颤：曲马多、哌替啶
      - 高血压：尼卡地平、乌拉地尔
      - 窦性心动过速：艾司洛尔
      - 过敏：地塞米松
      - 疼痛：镇痛剂
- 合作职责：配合医师完成
  - 围麻醉期配合
    - 各项评估与沟通
    - 无痛分娩（E）
    - B超仪的使用
    - 中心静脉置管术
    - 双腔气管导管插管（G）
    - 纤支镜的使用（G）
    - 神经刺激仪的使用（C）
  - 应急预案
    - ACLS
    - 除颤仪的使用
    - 羊水栓塞
    - 过敏反应支气管痉挛
    - 苏醒延迟
    - 困难气道
    - 气道着火
    - 大出血
    - 低氧血症
    - 局麻药中毒
    - 恶性高热
    - 心肌缺血
    - 气胸
    - 全脊髓麻醉
    - 输血反应
    - 空气栓塞
    - 火灾
    - 供氧故障
    - 停电

第三节 十大安全目标导读——用药用血安全
Section 3 Top 10 safety goals–ensuring the safety of bloodtransfusion and medicine use

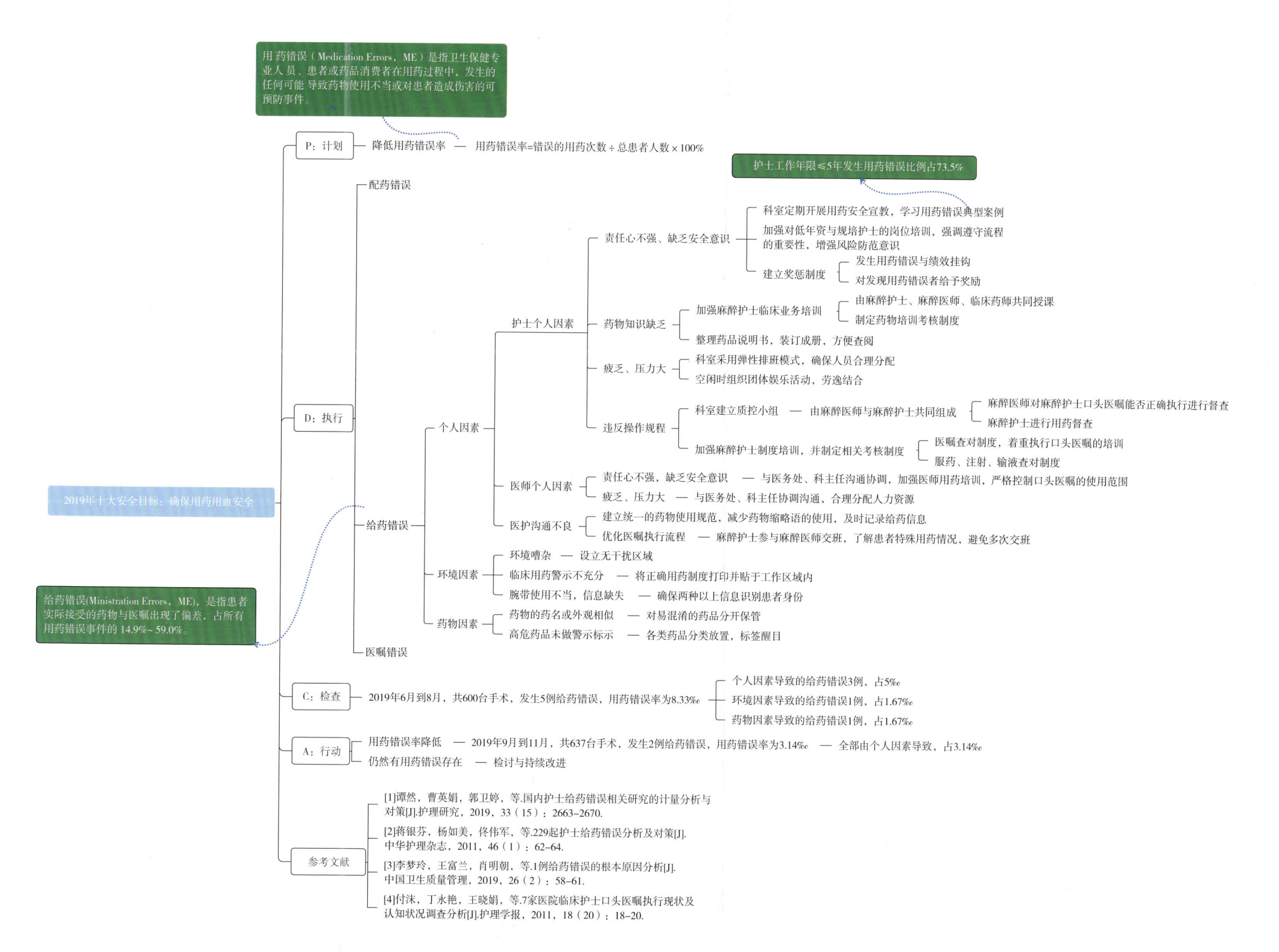

> 用药错误（Medication Errors，ME）是指卫生保健专业人员、患者或药品消费者在用药过程中，发生的任何可能导致药物使用不当或对患者造成伤害的可预防事件。

> 护士工作年限≤5年发生用药错误比例占73.5%

> 给药错误(Ministration Errors，ME)，是指患者实际接受的药物与医嘱出现了偏差，占所有用药错误事件的14.9%~59.0%。

2019年十大安全目标：确保用药用血安全

- **P：计划** — 降低用药错误率 — 用药错误率=错误的用药次数÷总患者人数×100%
- **D：执行**
  - 配药错误
  - 给药错误
    - 个人因素
      - 护士个人因素
        - 责任心不强、缺乏安全意识
          - 科室定期开展用药安全宣教，学习用药错误典型案例
          - 加强对低年资与规培护士的岗位培训，强调遵守流程的重要性，增强风险防范意识
          - 建立奖惩制度
            - 发生用药错误与绩效挂钩
            - 对发现用药错误者给予奖励
        - 药物知识缺乏
          - 加强麻醉护士临床业务培训
            - 由麻醉护士、麻醉医师、临床药师共同授课
            - 制定药物培训考核制度
          - 整理药品说明书，装订成册，方便查阅
        - 疲乏、压力大
          - 科室采用弹性排班模式，确保人员合理分配
          - 空闲时组织团体娱乐活动，劳逸结合
        - 违反操作规程
          - 科室建立质控小组 — 由麻醉医师与麻醉护士共同组成
            - 麻醉医师对麻醉护士口头医嘱能否正确执行进行督查
            - 麻醉护士进行用药督查
          - 加强麻醉护士制度培训，并制定相关考核制度
            - 医嘱查对制度，着重执行口头医嘱的培训
            - 服药、注射、输液查对制度
      - 医师个人因素
        - 责任心不强、缺乏安全意识 — 与医务处、科主任沟通协调，加强医师用药培训，严格控制口头医嘱的使用范围
        - 疲乏、压力大 — 与医务处、科主任协调沟通，合理分配人力资源
      - 医护沟通不良
        - 建立统一的药物使用规范，减少药物缩略语的使用，及时记录给药信息
        - 优化医嘱执行流程 — 麻醉护士参与麻醉医师交班，了解患者特殊用药情况，避免多次交班
    - 环境因素
      - 环境嘈杂 — 设立无干扰区域
      - 临床用药警示不充分 — 将正确用药制度打印并贴于工作区域内
      - 腕带使用不当，信息缺失 — 确保两种以上信息识别患者身份
    - 药物因素
      - 药物的药名或外观相似 — 对易混淆的药品分开保管
      - 高危药品未做警示标示 — 各类药品分类放置，标签醒目
  - 医嘱错误
- **C：检查** — 2019年6月到8月，共600台手术，发生5例给药错误，用药错误率为8.33‰
  - 个人因素导致的给药错误3例，占5‰
  - 环境因素导致的给药错误1例，占1.67‰
  - 药物因素导致的给药错误1例，占1.67‰
- **A：行动**
  - 用药错误率降低 — 2019年9月到11月，共637台手术，发生2例给药错误，用药错误率为3.14‰ — 全部由个人因素导致，占3.14‰
  - 仍然有用药错误存在 — 检讨与持续改进
- **参考文献**
  - [1]谭然,曹英娟,郭卫婷,等.国内护士给药错误相关研究的计量分析与对策[J].护理研究,2019,33（15）：2663-2670.
  - [2]蒋银芬,杨如美,佟伟军,等.229起护士给药错误分析及对策[J].中华护理杂志,2011,46（1）：62-64.
  - [3]李梦玲,王富兰,肖明朝,等.1例给药错误的根本原因分析[J].中国卫生质量管理,2019,26（2）：58-61.
  - [4]付沫,丁永艳,王晓períodos,等.7家医院临床护士口头医嘱执行现状及认知状况调查分析[J].护理学报,2011,18（20）：18-20.

第四节 明基医院麻醉护理临床带教
Section 4 Clinical nurse anesthesia teaching at BenQ Hospital
南京明基医院麻醉护理组供稿

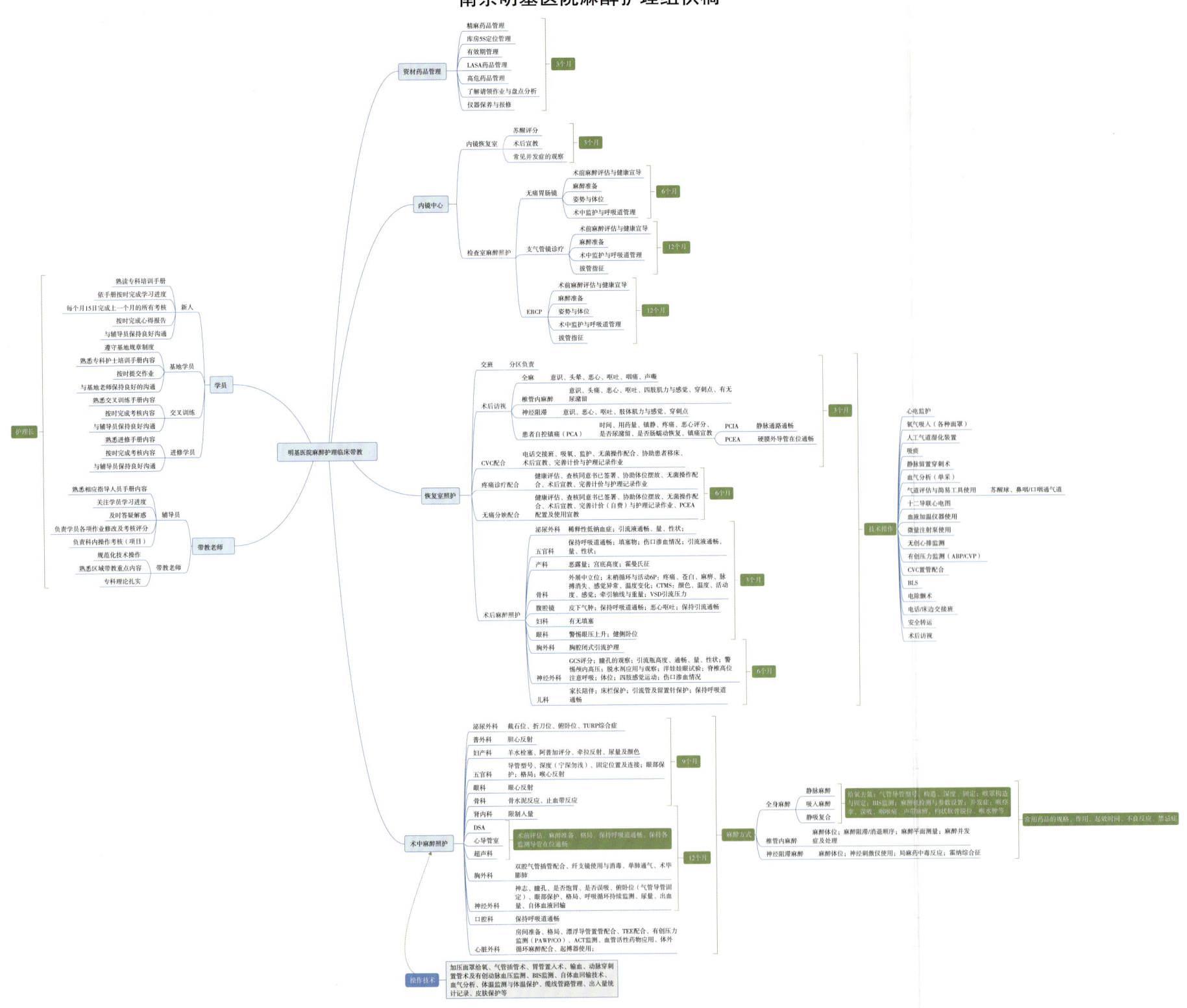

第五节　明基医院麻醉恢复室安全管理
Section 5 Status of the post-anesthesia recovery rooms at BenQ Hospital
南京明基医院麻醉护理组供稿

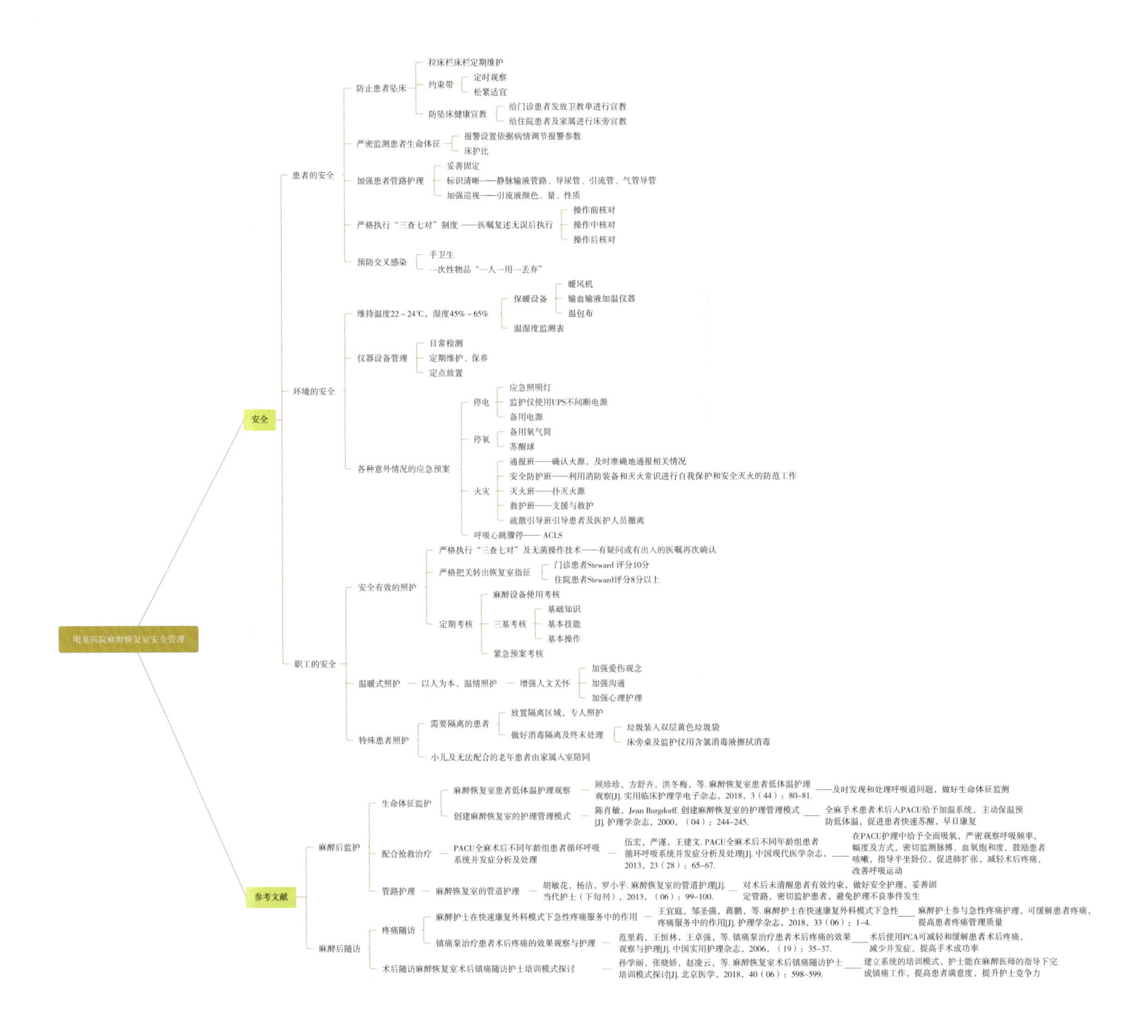

- 明基医院麻醉恢复室安全管理
  - 安全
    - 患者的安全
      - 防止患者坠床
        - 拉床栏床栏定期维护
        - 约束带
          - 定时观察
          - 松紧适宜
        - 防坠床健康宣教
          - 给门诊患者发放卫教单进行宣教
          - 给住院患者及家属进行床旁宣教
      - 严密监测患者生命体征
        - 报警设置依据病情调节报警参数
        - 床护比
      - 加强患者管路护理
        - 妥善固定
        - 标识清晰——静脉输液管路、导尿管、引流管、气管导管
        - 加强巡视——引流液颜色、量、性质
      - 严格执行"三查七对"制度——医嘱复述无误后执行
        - 操作前核对
        - 操作中核对
        - 操作后核对
      - 预防交叉感染
        - 手卫生
        - 一次性物品"一人一用一丢弃"
    - 环境的安全
      - 维持温度22~24℃，湿度45%~65%
        - 保暖设备
          - 暖风机
          - 输血输液加温仪器
          - 温包布
        - 温湿度监测表
      - 仪器设备管理
        - 日常检测
        - 定期维护、保养
        - 定点放置
      - 各种意外情况的应急预案
        - 停电
          - 应急照明灯
          - 监护仪使用UPS不间断电源
          - 备用电源
        - 停氧
          - 备用氧气筒
          - 苏醒球
        - 火灾
          - 通报班——确认火源，及时准确地通报相关情况
          - 安全防护班——利用消防装备和灭火常识进行自我保护和安全灭火的防范工作
          - 灭火班——扑灭火源
          - 救护班——支援与救护
          - 疏散引导班引导患者及医护人员撤离
        - 呼吸心跳骤停——ACLS
    - 职工的安全
      - 安全有效的照护
        - 严格执行"三查七对"及无菌操作技术——有疑问或有出入的医嘱再次确认
        - 严格把关转出恢复室指征
          - 门诊患者Steward评分10分
          - 住院患者Steward评分8分以上
        - 定期考核
          - 麻醉设备使用考核
          - 三基考核
            - 基础知识
            - 基本技能
            - 基本操作
          - 紧急预案考核
      - 温暖式照护——以人为本，温情照护——增强人文关怀
        - 加强爱伤观念
        - 加强沟通
        - 加强心理护理
      - 特殊患者照护
        - 需要隔离的患者
          - 放置隔离区域、专人照护
          - 做好消毒隔离及终末处理
            - 垃圾装入双层黄色垃圾袋
            - 床旁桌及监护仪用含氯消毒液擦拭消毒
        - 小儿及无法配合的老年患者由家属入室陪同
  - 参考文献
    - 麻醉后监护
      - 生命体征监护
        - 麻醉恢复室患者低体温护理——顾珍珍，方舒卉，洪冬梅，等. 麻醉恢复室患者低体温护理观察[J]. 实用临床护理学电子杂志, 2018, 3(44): 80-81.——及时发现和处理呼吸道问题，做好生命体征监测
        - 创建麻醉恢复室的护理管理模式——陈小敏，Jean Burgdorff. 创建麻醉恢复室的护理管理模式[J]. 护理学杂志, 2000, (04): 244-245.——全麻手术患者术后PACU给予加温系统，主动保温预防低体温，促进患者快速苏醒、早日康复
      - 配合抢救治疗——PACU全麻术后不同年龄组患者循环呼吸系统并发症分析及处理——伍宏，严潼，王建文. PACU全麻术后不同年龄组患者循环呼吸系统并发症分析及处理[J]. 中国现代医学杂志, 2013, 23(28): 65-67.——在PACU护理中给予全面吸氧，严密观察呼吸频率、幅度及方式，密切监测脉搏、血氧饱和度，鼓励患者咳嗽，指导半坐卧位，促进肺扩张，减轻术后疼痛，改善呼吸运动
      - 管路护理——麻醉恢复室的管道护理——胡敏花，杨洁，罗小平. 麻醉恢复室的管道护理[J]. 当代护士（下旬刊）, 2013, (06): 99-100.——对术后未清醒患者有效约束，做好安全护理，妥善固定管路，密切监护患者，避免护理不良事件发生
    - 麻醉后随访
      - 麻醉护士在快速康复外科模式下急性疼痛服务中的作用——王宜莉，邹圣强，蒋鹏，等. 麻醉护士在快速康复外科模式下急性疼痛服务中的作用[J]. 护理学杂志, 2018, 33(06): 1-4.——麻醉护士参与急性疼痛护理，可缓解患者疼痛，提高患者疼痛管理质量
      - 镇痛泵治疗患者术后疼痛的效果观察与护理——范里莉，王恒林，王卓强，等. 镇痛泵治疗患者术后疼痛的效果观察与护理[J]. 中国实用护理杂志, 2006, (19): 35-37.——术后使用PCA可减轻和缓解患者术后疼痛，减少并发症，提高手术成功率
      - 术后随访麻醉恢复室术后镇痛随访护士培训模式探讨——孙学丽，张晓娇，赵凌云，等. 麻醉恢复室术后镇痛随访护士培训模式探讨[J]. 北京医学, 2018, 40(06): 598-599.——建立系统的培训模式，护士能在麻醉医师的指导下完成镇痛工作，提高患者满意度，提升护士竞争力

第六节 明基医院麻醉恢复室动态
Section 6 Mid-operative anesthesia monitoring and care at BenQ Hospital

南京明基医院麻醉护理组供稿

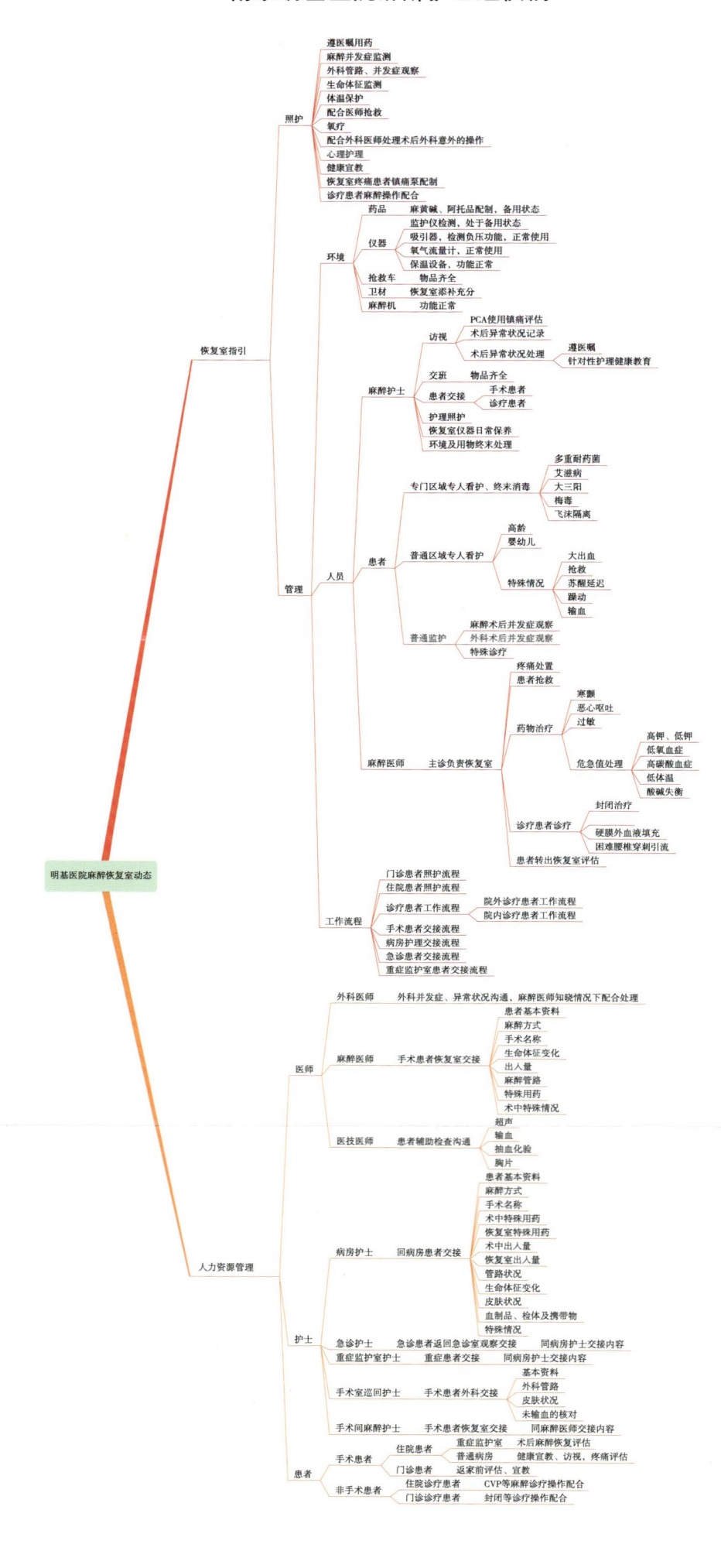

明基医院麻醉恢复室动态
- 恢复室指引
  - 照护
    - 遵医嘱用药
    - 麻醉并发症监测
    - 外科管路、并发症观察
    - 生命体征监测
    - 体温保护
    - 配合医师抢救
    - 氧疗
    - 配合外科医师处理术后外科意外的操作
    - 心理护理
    - 健康宣教
    - 恢复室疼痛患者镇痛泵配制
    - 诊疗患者麻醉操作配合
  - 环境
    - 药品：麻黄碱、阿托品配制，备用状态
    - 仪器
      - 监护仪检测，处于备用状态
      - 吸引器，检测负压功能，正常使用
      - 氧气流量计，正常使用
      - 保温设备，功能正常
    - 抢救车：物品齐全
    - 卫材：恢复室添补充分
    - 麻醉机：功能正常
  - 麻醉护士
    - 访视
      - PCA使用镇痛评估
      - 术后异常状况记录
      - 术后异常状况处理
        - 遵医嘱
        - 针对性护理健康教育
    - 交班：物品齐全
    - 患者交接
      - 手术患者
      - 诊疗患者
    - 护理照护
    - 恢复室仪器日常保养
    - 环境及用物终末处理
- 管理
  - 人员
    - 患者
      - 专门区域专人看护、终末消毒
        - 多重耐药菌
        - 艾滋病
        - 大三阳
        - 梅毒
        - 飞沫隔离
      - 普通区域专人看护
        - 高龄
        - 婴幼儿
        - 特殊情况
          - 大出血
          - 抢救
          - 苏醒延迟
          - 躁动
          - 输血
      - 普通监护
        - 麻醉术后并发症观察
        - 外科术后并发症观察
        - 特殊诊疗
    - 麻醉医师
      - 主诊负责恢复室
        - 疼痛处置
        - 患者抢救
        - 药物治疗
          - 寒颤
          - 恶心呕吐
          - 过敏
        - 危急值处理
          - 高钾、低钾
          - 低氧血症
          - 高碳酸血症
          - 低体温
          - 酸碱失衡
        - 诊疗患者诊疗
          - 封闭治疗
          - 硬膜外血液填充
          - 困难腰椎穿刺引流
        - 患者转出恢复室评估
  - 工作流程
    - 门诊患者照护流程
    - 住院患者照护流程
    - 诊疗患者工作流程
      - 院外诊疗患者工作流程
      - 院内诊疗患者工作流程
    - 手术患者交接流程
    - 病房护理交接流程
    - 急诊患者交接流程
    - 重症监护室患者交接流程
- 人力资源管理
  - 医师
    - 外科医师：外科并发症、异常状况沟通，麻醉医师知晓情况下配合处理
    - 麻醉医师：手术患者恢复室交接
      - 患者基本资料
      - 麻醉方式
      - 手术名称
      - 生命体征变化
      - 出入量
      - 麻醉管路
      - 特殊用药
      - 术中特殊情况
    - 医技医师：患者辅助检查沟通
      - 超声
      - 输血
      - 抽血化验
      - 胸片
  - 护士
    - 病房护士：回病房患者交接
      - 患者基本资料
      - 麻醉方式
      - 手术名称
      - 术中特殊用药
      - 恢复室特殊用药
      - 术中出入量
      - 恢复室出入量
      - 管路状况
      - 生命体征变化
      - 皮肤状况
      - 血制品、检体及携带物
      - 特殊情况
    - 急诊护士：急诊患者返回急诊室观察交接 —— 同病房护士交接内容
    - 重症监护室护士：重症患者交接 —— 同病房护士交接内容
    - 手术室巡回护士：手术患者外科交接
      - 基本资料
      - 外科管路
      - 皮肤状况
      - 未输血的核对
    - 手术间麻醉护士：手术患者恢复室交接 —— 同麻醉医师交接内容
  - 患者
    - 手术患者
      - 住院患者
        - 重症监护室
        - 普通病房：术后麻醉恢复评估
      - 门诊患者：健康宣教、访视，疼痛评估
        - 返家前评估、宣教
    - 非手术患者
      - 住院诊疗患者：CVP等麻醉诊疗操作配合
      - 门诊诊疗患者：封闭等诊疗操作配合

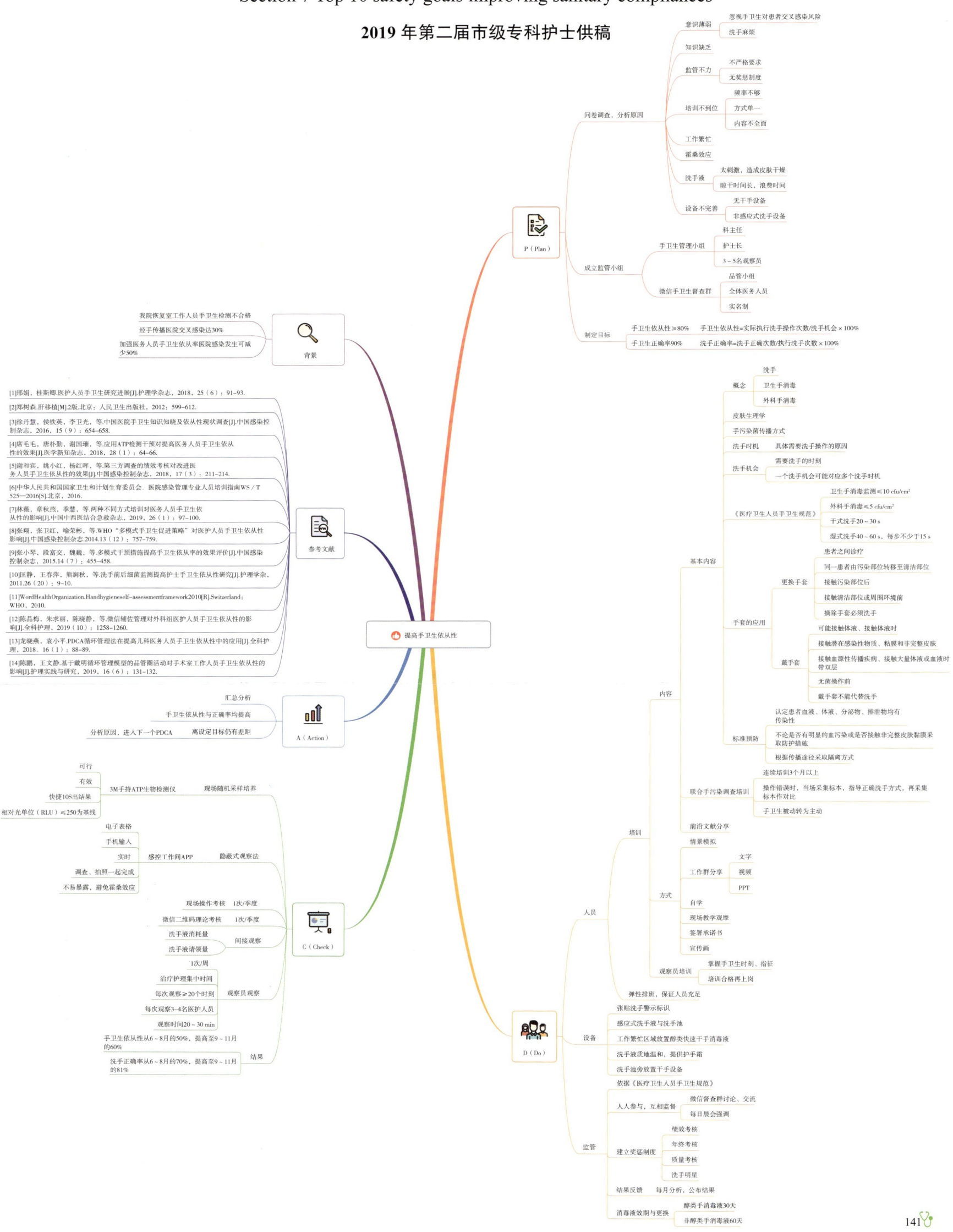

第七节 十大安全目标导读——手卫生
Section 7 Top 10 safety goals-improving sanitary compliances
2019 年第二届市级专科护士供稿

中心主题：提高手卫生依从性

背景
- 我院恢复室工作人员手卫生检测不合格
- 经手传播医院交叉感染达30%
- 加强医务人员手卫生依从率医院感染发生可减少50%

参考文献
[1] 邢娟, 桂斯卿.医护人员手卫生研究进展[J].护理学杂志, 2018, 25（6）：91-93.
[2] 郑树森.肝移植[M].2版.北京：人民卫生出版社, 2012：599-612.
[3] 徐丹慧, 侯铁英, 李卫光, 等.中国医院手卫生知识知晓及依从性现状调查[J].中国感染控制杂志, 2016, 15（9）：654-658.
[4] 席毛毛, 唐朴勤, 谢国璀, 等.应用ATP检测干预对提高医务人员手卫生依从性的效果[J].医学新知杂志, 2018, 28（1）：64-66.
[5] 谢和宾, 姚小红, 杨红晖, 等.第三方调查的绩效考核对改进医务人员手卫生依从性的效果[J].中国感染控制杂志, 2018, 17（3）：211-214.
[6] 中华人民共和国国家卫生和计划生育委员会.医院感染管理专业人员培训指南WS/T 525—2016[S].北京, 2016.
[7] 林薇, 章秋燕, 季慧, 等.两种不同方式培训对医务人员手卫生依从性的影响[J].中国中西医结合急救杂志, 2019, 26（1）：97-100.
[8] 张翔, 张卫红, 喻荣彬, 等.WHO"多模式手卫生促进策略"对医护人员手卫生依从性影响[J].中国感染控制杂志.2014.13（12）：757-759.
[9] 张小琴, 段宫文, 魏巍, 等.多模式干预措施提高手卫生依从率的效果评价[J].中国感染控制杂志, 2015.14（5）：455-458.
[10] 匡静, 王春萍, 熊润秋, 等.洗手前后细菌监测提高护士手卫生依从性研究[J].护理学杂志, 2011.26（20）：9-10.
[11] WordHealthOrganization.Handhygieneself-assessmentframework2010[R].Switzerland：WHO, 2010.
[12] 陈晶梅, 朱求丽, 陈晓静, 等.微信辅佐管理对外科组医护人员手卫生依从性的影响[J].全科护理, 2019（10）：1258-1260.
[13] 龙晓燕, 袁小平.PDCA循环管理法在提高儿科医务人员手卫生依从性中的应用[J].全科护理, 2018, 16（1）：88-89.
[14] 郝鹏, 王文静.基于戴明循环管理模型的品管圈活动对手术室工作人员手卫生依从性的影响[J].护理实践与研究, 2019, 16（6）：131-132.

P（Plan）
- **问卷调查，分析原因**
  - 意识薄弱
    - 忽视手卫生对患者交叉感染风险
    - 洗手麻烦
  - 知识缺乏
  - 监管不力
    - 不严格要求
    - 无奖惩制度
  - 培训不到位
    - 频率不够
    - 方式单一
    - 内容不全面
  - 工作繁忙
  - 霍桑效应
  - 洗手液
    - 太刺激，造成皮肤干燥
    - 晾干时间长，浪费时间
  - 设备不完善
    - 无干手设备
    - 非感应式洗手设备
- **成立监管小组**
  - 手卫生管理小组
    - 科主任
    - 护士长
    - 3~5名观察员
  - 微信手卫生督查群
    - 品管小组
    - 全体医务人员
    - 实名制
- **制定目标**
  - 手卫生依从性≥80%　手卫生依从性=实际执行洗手操作次数/洗手机会×100%
  - 手卫生正确率90%　洗手正确率=洗手正确次数/执行洗手次数×100%

D（Do）
- **内容**
  - **基本内容**
    - 概念
      - 洗手
      - 卫生手消毒
      - 外科手消毒
    - 皮肤生理学
    - 手卫生菌传播方式
    - 洗手时机：具体需要洗手操作的原因
    - 洗手机会
      - 需要洗手的时刻
      - 一个洗手机会可能对应多个洗手时机
    - 《医疗卫生人员手卫生规范》
      - 卫生手消毒监测≤10 cfu/cm²
      - 外科手消毒≤5 cfu/cm²
      - 干式洗手20~30 s
      - 湿式洗手40~60 s，每步不少于15 s
  - **手套的应用**
    - 更换手套
      - 患者之间诊疗
      - 同一患者由污染部位转移至清洁部位
      - 接触污染部位后
    - 戴手套
      - 接触清洁部位或周围环境前
      - 摘除手套必须洗手
      - 可能接触体液、接触体液时
      - 接触潜在感染性物质、粘膜和非完整皮肤
      - 接触血源性传播疾病、接触大量体液或血液时带双层
      - 无菌操作前
      - 戴手套不能代替洗手
  - **标准预防**
    - 认定患者血液、体液、分泌物、排泄物均有传染性
    - 不论是否有明显的血污染或是否接触非完整皮肤黏膜采取防护措施
    - 根据传播途径采取隔离方式
- **培训**
  - 联合手污染调查培训
    - 连续培训3个月以上
    - 操作错误时，当场采集标本，指导正确洗手方式，再采集标本对比
    - 手卫生被动转为主动
  - 前沿文献分享
  - 情景模拟
  - 工作群分享
    - 文字
    - 视频
    - PPT
  - 方式
    - 自学
    - 现场教学观摩
    - 签署承诺书
    - 宣传画
  - 观察员培训
    - 掌握手卫生时刻、指征
    - 培训合格再上岗
- **人员**
  - 弹性排班，保证人员充足
- **设备**
  - 张贴洗手警示标识
  - 感应式洗手液与洗手池
  - 工作繁忙区域放置醇类快速干手消毒液
  - 洗手液质地温和、提供护手霜
  - 洗手池旁放置干手设备
- **监管**
  - 依据《医疗卫生人员手卫生规范》
  - 人人参与，互相监督
    - 微信督查群讨论、交流
    - 每日晨会强调
  - 建立奖惩制度
    - 绩效考核
    - 年终考核
    - 质量考核
    - 洗手明星
  - 结果反馈：每月分析，公布结果
  - 消毒液效期与更换
    - 醇类手消毒液30天
    - 非醇类手消毒液60天

C（Check）
- 3M手持ATP生物检测仪
  - 可行
  - 有效
  - 快捷10S出结果
  - 相对光单位（RLU）≤250为基线
  - 现场随机采样培养
- 感控工作间APP
  - 电子表格
  - 手机输入
  - 实时
  - 调查、拍照一起完成
  - 不易暴露，避免霍桑效应
- 隐蔽式观察法
- 现场操作考核　1次/季度
- 微信二维码理论考核　1次/季度
- 洗手液消耗量
- 洗手液请领量　间接观察
- 观察员观察　1次/周
  - 治疗护理集中时间
  - 每次观察≥20个时刻
  - 每次观察3~4名医护人员
  - 观察时间20~30 min
- 结果
  - 手卫生依从性从6~8月的50%，提高至9~11月的60%
  - 洗手正确率从6~8月的70%，提高至9~11月的81%

A（Action）
- 汇总分析
- 手卫生依从性与正确率均提高
- 分析原因，进入下一个PDCA
- 离设定目标仍有差距

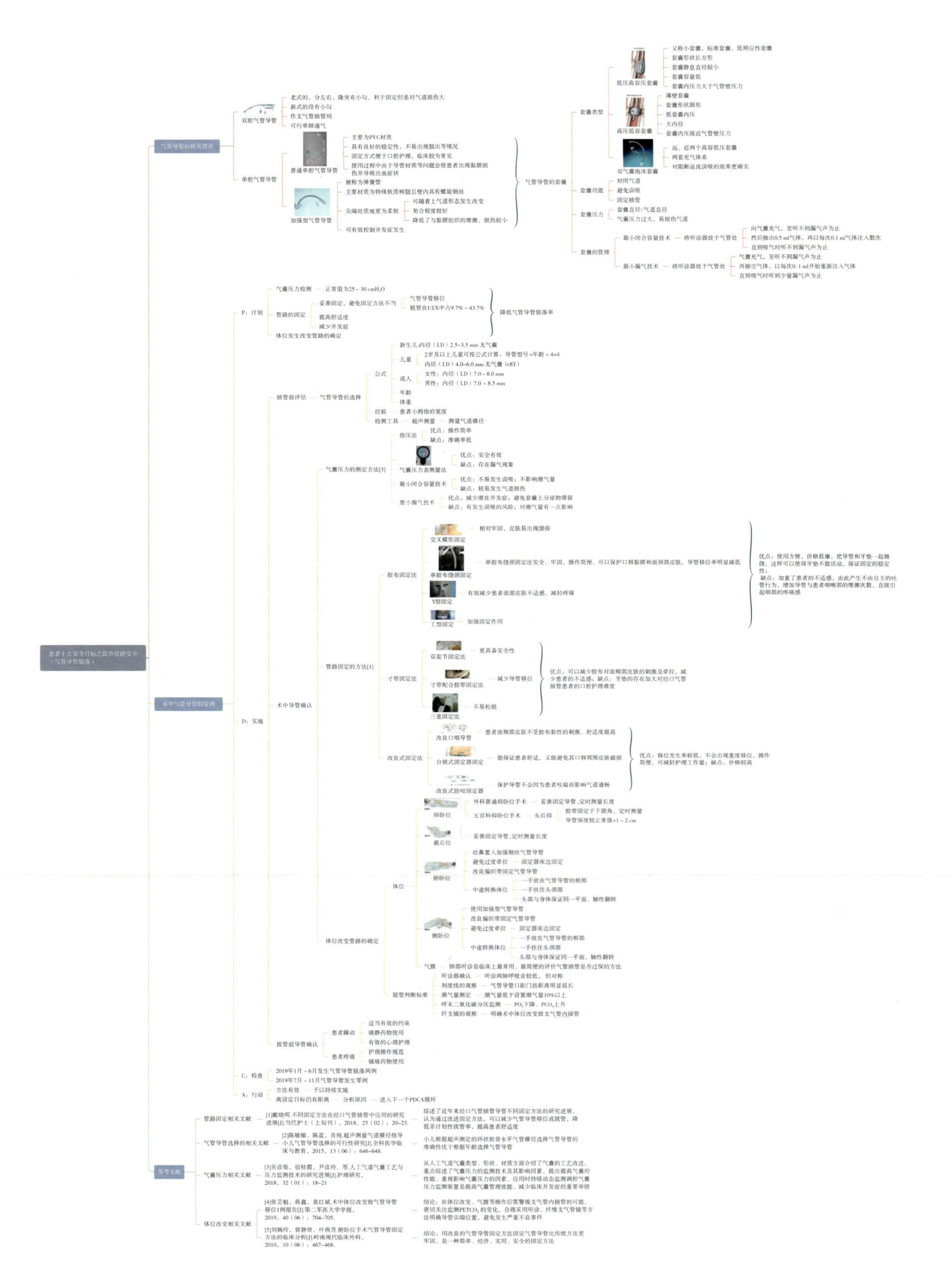

第八节 十大安全目标导读——管路安全（气管导管）

Section 8 Top 10 safety goals-improving the safety of tubes

第九节 十大安全目标导读——降低围手术期皮肤压力性损伤
Section 9 Top 10 safety goals-lowering the occurrence of bedsores in peri-operatively patients

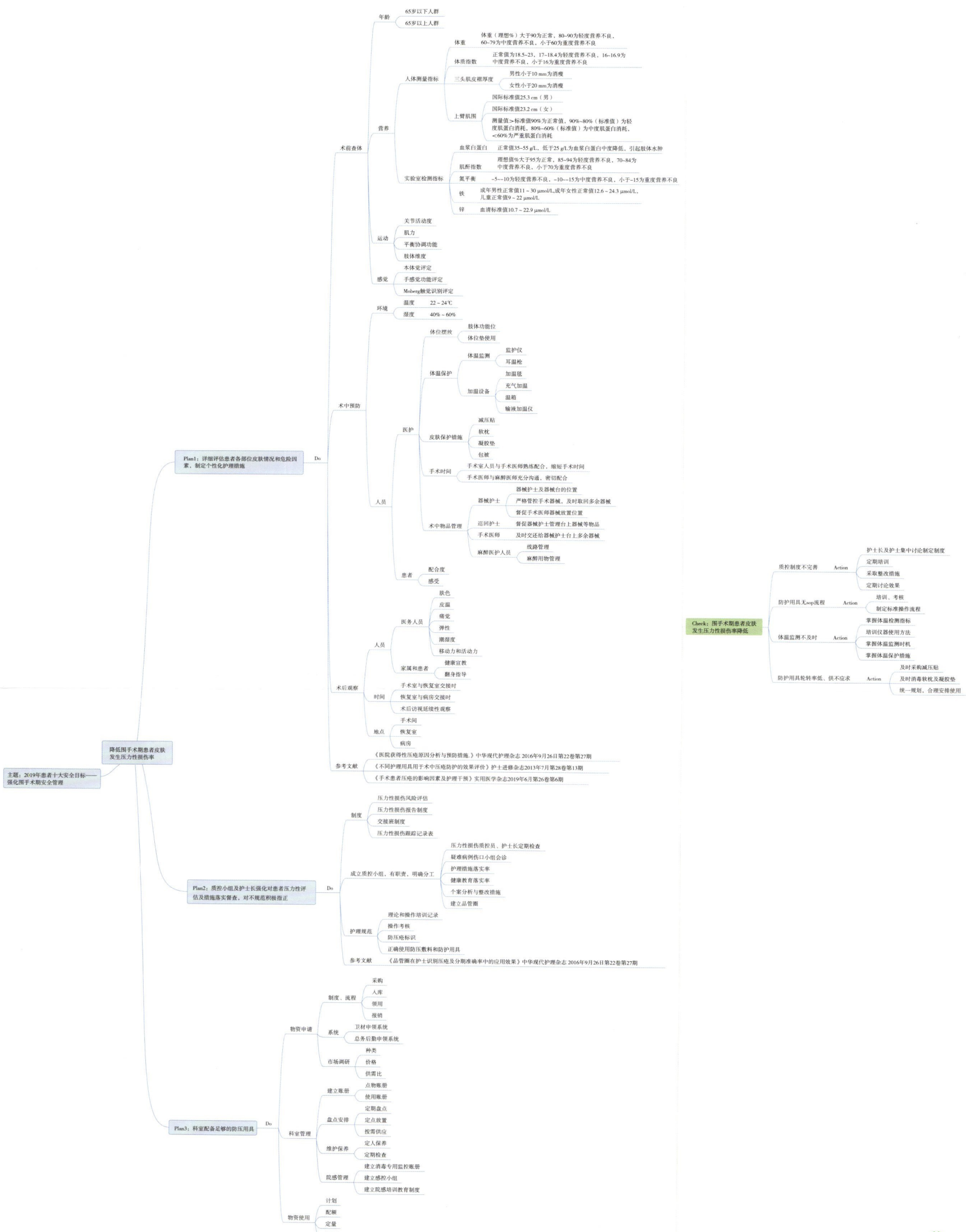

- 主题：2019年患者十大安全目标——强化围手术期安全管理
  - 降低围手术期患者皮肤发生压力性损伤率
    - Plan1：详细评估患者各部位皮肤情况和危险因素，制定个性化护理措施
      - Do
        - 术前查体
          - 年龄
            - 65岁以下人群
            - 65岁以上人群
          - 营养
            - 人体测量指标
              - 体重
                - 体重（理想%）大于90%为正常，80~90%为轻度营养不良，60~79%为中度营养不良，小于60%为重度营养不良
              - 体质指数
                - 正常值为18.5~23，17~18.4为轻度营养不良，16~16.9为中度营养不良，小于16为重度营养不良
              - 三头肌皮褶厚度
                - 男性小于10 mm为消瘦
                - 女性小于20 mm为消瘦
              - 上臂肌围
                - 国际标准值25.3 cm（男）
                - 国际标准值23.2 cm（女）
                - 测量值>标准值90%为正常值，90%~80%（标准值）为轻度肌蛋白消耗，80%~60%（标准值）为中度肌蛋白消耗，<60%为严重肌蛋白消耗
            - 实验室检测指标
              - 血浆白蛋白
                - 正常值35~55 g/L，低于25 g/L为血浆白蛋白中度降低，引起肢体水肿
              - 肌酐指数
                - 理想值%大于95%为正常，85~94为轻度营养不良，70~84为中度营养不良，小于70为重度营养不良
              - 氮平衡
                - -5~-10为轻度营养不良，-10~-15为中度营养不良，小于-15为重度营养不良
              - 铁
                - 成年男性正常值11~30 μmol/L，成年女性正常值12.6~24.3 μmol/L，儿童正常值9~22 μmol/L
              - 锌
                - 血清标准值10.7~22.9 μmol/L
          - 运动
            - 关节活动度
            - 肌力
            - 平衡协调功能
            - 肢体维度
          - 感觉
            - 本体觉评定
            - 手感觉功能评定
            - Moberg触觉识别评定
        - 术中预防
          - 环境
            - 温度 22~24℃
            - 湿度 40%~60%
          - 医护
            - 体位摆放
              - 肢体功能位
              - 体位垫使用
            - 体温保护
              - 体温监测
                - 监护仪
                - 耳温枪
              - 加温设备
                - 加温毯
                - 充气加温
                - 温箱
                - 输液加温仪
            - 皮肤保护措施
              - 减压贴
              - 软枕
              - 凝胶垫
              - 包被
            - 手术时间
              - 手术室人员与手术医师熟练配合，缩短手术时间
              - 手术医师与麻醉医师充分沟通，密切配合
            - 术中物品管理
              - 器械护士
                - 器械护士及器械台的位置
                - 严格管控手术器械，及时取回多余器械
                - 督促手术医师器械放置位置
              - 巡回护士
                - 督促器械护士管理台上器械等物品
              - 手术医师
                - 及时交还给器械护士台上多余器械
              - 麻醉医护人员
                - 线路管理
                - 麻醉用物管理
          - 患者
            - 配合度
            - 感受
        - 术后观察
          - 人员
            - 医务人员
              - 肤色
              - 皮温
              - 痛觉
              - 弹性
              - 潮湿度
              - 移动力和活动力
            - 家属和患者
              - 健康宣教
              - 翻身指导
          - 时间
            - 手术室与恢复室交接时
            - 恢复室与病房交接时
            - 术后访视延续性观察
          - 地点
            - 手术间
            - 恢复室
            - 病房
          - 参考文献
            - 《医院获得性压疮原因分析与预防措施》中华现代护理杂志2016年9月26日第22卷第27期
            - 《不同护理用具用于术中压疮防护的效果评价》护士进修杂志2013年7月第28卷第13期
            - 《手术患者压疮的影响因素及护理干预》实用医学杂志2019年6月第26卷第6期
      - Check：围手术期患者皮肤发生压力性损伤率降低
        - 质控制度不完善 —— Action
          - 护士长及护士集中讨论制定制度
          - 定期培训
          - 采取整改措施
          - 定期讨论效果
        - 防护用具无sop流程 —— Action
          - 培训、考核
          - 制定标准操作流程
        - 体温监测不及时 —— Action
          - 掌握体温监测指标
          - 培训仪器使用方法
          - 掌握体温监测时机
          - 掌握体温保护措施
        - 防护用具轮转率低，供不应求 —— Action
          - 及时采购减压贴
          - 及时消毒软枕及凝胶垫
          - 统一规划，合理安排使用
    - Plan2：质控小组及护士长强化对患者压力性评估及措施落实督查，对不规范积极指正
      - Do
        - 制度
          - 压力性损伤风险评估
          - 压力性损伤报告制度
          - 交接班制度
          - 压力性损伤跟踪记录表
        - 成立质控小组，有职责，明确分工
          - 压力性损伤质控员、护士长定期检查
          - 疑难病例伤口小组会诊
          - 护理措施落实率
          - 健康教育落实率
          - 个案分析及整改措施
          - 建立品管圈
        - 护理规范
          - 理论和操作培训记录
          - 操作考核
          - 防压疮标识
          - 正确使用防压疮敷料和防压用具
        - 参考文献
          - 《品管圈在护士识别压疮及分期准确率中的应用效果》中华现代护理杂志2016年9月26日第22卷第27期
    - Plan3：科室配备足够的防压用具
      - Do
        - 物资申请
          - 制度、流程
            - 采购
            - 入库
            - 领用
            - 报销
          - 系统
            - 卫材申领系统
            - 总务后勤申领系统
          - 市场调研
            - 种类
            - 价格
            - 供需比
        - 科室管理
          - 建立账册
            - 点物账册
            - 使用账册
          - 盘点安排
            - 定期盘点
            - 定点放置
            - 按需供应
          - 维护保养
            - 定人保养
            - 定期检查
          - 院感管理
            - 建立消毒专用监控账册
            - 建立感控小组
            - 建立院感培训教育制度
        - 物资使用
          - 计划
          - 配额
          - 定量
          - 轮转率

143

拓·展·习·题

一、麻醉护理相关政策

请根据国家（或本地）麻醉护理相关政策，简述麻醉护理的工作内容。

二、明基医院术中麻醉监测与照护职责分级

1. （多选题）全麻术中的常规监测项目包括（　　）。

   A．心电血压监测 　　　　　　　B．SpO_2、体温监测
   C．$PECO_2$　　　　　　　　　　D．肺动脉楔压监测

2. （多选题）术中护理人员可独立诊断与执行的项目是（　　）。

   A．体温保护　　　　　　　　　　B．皮肤保护
   C．体位摆放　　　　　　　　　　D．动脉穿刺

3. （多选题）术中可能为过敏反应，需立即告知麻醉医生处理的情况是（　　）。

   A．血氧不足，呼吸困难，呼吸急促　B．发现皮疹/荨麻疹
   C．低血压（可能严重）　　　　　　D．支气管痉挛/哮喘

4. （多选题）下列选项中，属于局麻药毒性反应的是（　　）。

   A．患者主诉耳鸣、口周麻木感　　　B．患者精神状态发生改变
   C．心律失常　　　　　　　　　　　D．低血压

5. （多选题）术中有创动脉血压监测时，导致不好的动力学反应的原因有（　　）。

   A．留置导管的内经太小　　　　　　B．压力输液套的管子太长或太软
   C．加压袋压力小于 300 mmHg　　　D．导管端顶住血管壁

6. （单选题）下列说法错误的是（　　）。

   A．体温的调节中枢主要位于下丘脑

   B．身体的核心体温低于 36 ℃时为低体温

   C．致死温度 23～25 ℃

   D．手术室应维持室温 20～22 ℃

拓·展·习·题

三、十大安全目标导读——用药用血安全

1. （多选题）下列不是造成给药错误的因素是（　　）。

    A．药物储存不当　　　　　　　B．未遵守查对制度

    C．医护沟通不良　　　　　　　D．医嘱错误

2. （多选题）下列血管活性药物必须避光的有（　　）。

    A．硝酸甘油　　　　　　　　　B．硝普钠

    C．去甲肾上腺素　　　　　　　D．去氧肾上腺素

3. （多选题）使用血管活性药物的注意事项中，不正确的是（　　）。

    A．需用微量输液泵控制滴速

    B．严密监测生命体征

    C．血管活性药应尽量从中心静脉输入

    D．收缩血管的药可以和扩张血管的药同一管路输入

4. （单选题）下列麻药中，易于诱发恶性高热的最常见的药物是（　　）。

    A．咪达唑仑　　　B．七氟烷　　　C．丙泊酚　　　D．琥珀酰胆碱

5. （单选题）预防局麻药毒性反应，下列措施中错误的是（　　）。

    A．每次注药不要超过极限量

    B．每次注药前，均应回抽，防止误入血管

    C．对高危患者应加强监测

    D．注药时不能注入太深的组织

6. （单选题）下列药物对心脏毒性作用最强的是（　　）。

    A．利多卡因　　　B．罗哌卡因　　　C．普鲁卡因　　　D．布比卡因

7. （多选题）常见的输血反应有（　　）。

    A．溶血　　　　　B．过敏　　　　　C．发热　　　　　D．急性肺损伤

拓·展·习·题

8．（单选题）大量输血造成的主要问题不包括（　　）。

　　A．凝血障碍　　B．枸橼酸中毒　　C．高血钾　　D．溶血

9．（单选题）大量输血的定义为（　　）内输血总量超过病人的血液总量或 3 小时内输入相当于全身血容量 50% 以上的血制品。

　　A．12 小时　　B．24 小时　　C．48 小时　　D．8 小时

10．（单选题）自体血回收的禁忌症不包括（　　）。

　　A．血液流出血管外超过 6 小时　　B．宫外孕破裂大出血

　　C．流出的血液被细菌或消毒液污染　　D．流出血液含有癌细胞

四、明基医院麻醉护理临床带教

　　简述贵院麻醉护理临床带教师资能力、带教模式或教学内容（选其一）目前存在的优缺点及可以改进的地方。

五、明基医院麻醉恢复室安全管理

1．（单选题）根据国家政策，麻醉恢复室床护比为（　　）。

　　A．1∶2　　B．2∶1　　C．1∶1　　D．3∶1

2．（多选题）麻醉恢复室出室评估项目应包括（　　）。

　　A．心率、血压　　B．呼吸　　C．意识、活动　　D．肤色

3．（单选题）出恢复室标准中，血压心率不超过术前静息值的（　　），且维持稳定 30 分钟以上。

　　A．10%　　B．20%　　C．25%　　D．30%

4．（单选题）凡在恢复室用过镇静镇痛药的病人，用药后至少观察（　　）分钟以上。

　　A．10　　B．15　　C．20　　D．30

拓·展·习·题

5. （单选题）全麻病人出现苏醒延迟的原因不包括（　　）。

   A．麻醉药物过量　　　　　　　　B．麻醉中低氧

   C．中枢神经系统损伤　　　　　　D．输入过量的液体

6. （单选题）关于疼痛评分的说法，错误的是（　　）。

   A．疼痛分为5个等级　　　　　　B．疼痛分为4个等级

   C．2级疼痛为中度疼痛　　　　　D．4级疼痛为持续剧烈性疼痛

7. （单选题）以下不属于麻醉恢复室危机值的是（　　）。

   A．血红蛋白含量　B．酸碱度　　C．二氧化碳分压　D．氯

六、明基医院麻醉恢复室动态

1. （单选题）麻醉科仪器保养中的一级保养是指（　　）。

   A．科室相关负责人（仪器操作者）每日每周保养

   B．医院医工科每季度定期保养

   C．厂家设备工程师定期（每半年）检修及保养

   D．科室保洁人员每日清洁、整理

2. （多选题）麻醉术后常见的并发症有（　　）。

   A．恶心，呕吐　　B．低体温　　C．头晕　　　D．咽喉部不适

3. （单选题）麻醉恢复期常见的呼吸道并发症是（　　）。

   A．舌后坠　　　B．喉痉挛　　　C．支气管痉挛　　D．返流误吸

4. （单选题）麻醉恢复期发生躁动的最主要原因是（　　）。

   A．二氧化碳蓄积　B．缺氧　　　C．导尿管刺激　　D．疼痛

5. （单选题）蛛网膜下腔阻滞最常见的并发症是（　　）。

   A．麻醉药物过量　　　　　　　　B．麻醉中低氧

   C．中枢神经系统损伤　　　　　　D．输入过量的液体

拓·展·习·题

6.（单选题）椎管内麻醉后最常见的并发症是（　　）。

　　A. 尿潴留　　　B. 头痛　　　C. 脑神经受累　　　D. 脊髓炎

7.（单选题）硬膜外阻滞最常见的并发症是（　　）。

　　A. 头痛　　　B. 尿潴留　　　C. 全脊麻　　　D. 低血压

七、十大安全目标导读——手卫生

1.（多选题）医务人员应当洗手的情况有（　　）。

　　A. 直接接触病人前后

　　B. 接触特殊易感病人前

　　C. 从同一病人身体一个部位移动到另一部位时

　　D. 接触不同病人前

2.（多选题）手卫生包括（　　）。

　　A. 洗手　　　B. 卫生手消毒　　　C. 外科手消毒　　　D. 消毒剂泡手

3.（多选题）关于六步洗手法的说法，正确的是（　　）。

　　A. 流动水洗手时可采用该方法　　　B. 洗手的步骤不必有先后

　　C. 揉搓双手至少15秒　　　D. 应注意清洗指背、指尖和指缝

4.（多选题）必须先用流动水冲净双手，然后再使用手消毒剂消毒双手的情况是（　　）。

　　A. 手被感染性物质污染时

　　B. 处理传染病病人污染物之后

　　C. 直接为传染病病人进行检查、治疗、护理时

　　D. 为病人进行身体检查前

5.（单选题）接触传染病患者后刷洗双手的正确顺序是（　　）。

　　A. 前臂—腕部—手背—手掌—手指—指缝—指甲

拓·展·习·题

B. 手指—指缝—手背—手掌—腕部—前臂

C. 前臂—腕部—指甲—指缝—手背—手掌

D. 手掌—腕部—手指—前臂—指甲—指缝

八、十大安全目标导读——管路安全（气管导管）

1. （单选题）导管 ID 编号表示（　　）。

    A. 导管的周长 mm   B. 导管的内径 mm
    C. 导管的外径 mm   D. 导管的长度 cm

2. （单选题）气管导管的气囊压力检测正常值为（　　）。

    A. $20\sim25$ cmH$_2$O   B. $25\sim30$ cmH$_2$O
    C. $30\sim35$ cmH$_2$O   D. $35\sim40$ cmH$_2$O

3. （单选题）关于气管导管的选择，不正确的是（　　）。

    A. 成年男性经口气管导管常选 ID $7.0\sim8.5$ 的导管
    B. 小儿导管的选择公式：ID= 年龄 /4+4
    C. 为避免漏气，5 岁以下的小儿应选用带套囊的导管
    D. 成人经鼻腔插管多选用 ID $7.0\sim7.5$ 的导管

4. （单选题）插管全麻的患者术中改变体位时，下列做法不正确的是（　　）。

    A. 麻醉医护人员位于患者头部，保护头颈部及气管导管
    B. 体位改变后要确认气管导管是否在位
    C. 体位改变后无需确认导管位置
    D. 确保静脉通路及有创动脉管路的通畅，并妥善固定

5. （单选题）术中判断脱管的标准不包括（　　）。

    A. 听诊器确认   B. 潮气量检测
    C. 呼气末二氧化碳检测   D. 嘴角固定胶带有无松动

拓·展·习·题

6.（单选题）使用喉罩的适应症是（　　）。

　　A．气管偏移的患者　　　　　　　B．误吸风险较大的患者

　　C．有自主呼吸的患者　　　　　　D．中度扁桃体肥大的患者

7.（单选题）支气管定位困难时，下列方法不正确的是（　　）。

　　A．胸部听诊

　　B．应用纤维支气管镜

　　C．胸部 X 光

　　D．根据患者的身高，能正确地确定导管插入的深度

九、十大安全目标导读——降低围手术期皮肤压力性损伤

1.（单选题）导致压疮发生的最主要的原因是（　　）。

　　A．局部组织受压过久　　　　　　B．皮肤水肿

　　C．皮肤受潮湿摩擦刺激　　　　　D．皮肤营养不良

2.（单选题）局部皮肤完整，出现压之不退色的红斑，属于（　　）压疮。

　　A．1 期　　　　B．2 期　　　　C．3 期　　　　D．4 期

3.（多选题）俯卧位患者易发生压疮的部位是（　　）。

　　A．足背　　　　B．肋骨　　　　C．额头　　　　D．下颌

4.（多选题）缓解压力的误区有（　　）。

　　A．侧卧 90 度　　　　　　　　　B．按摩

　　C．使用气垫圈、橡胶圈　　　　　D．使用气垫床

5.（单选题）压疮易发部位不包括（　　）。

　　A．坐位——坐骨结节　　　　　　B．仰卧位——骶尾部

　　C．头高足底位——足跟部　　　　D．俯卧位——腹部

【拓展习题答案】

一、麻醉护理相关政策　（略）

二、明基医院术中麻醉监测与照护职责分级

1．ABC　2．ABC　3．ABCD　4．ABCD　5．ABCD　6．D

三、十大安全目标导读——用药用血安全

1．A　2．AB　3．D　4．D　5．D

6．D　7．ABCD　8．D　9．B　10．B

四、明基医院麻醉护理临床带教　（略）

五、明基医院麻醉恢复室安全管理

1．B　2．ABCD　3．B　4．D　5．D　6．B　7．D

六、明基医院麻醉恢复室动态

1．A　2．ABCD　3．A　4．D　5．A　6．B　7．C

七、十大安全目标导读——手卫生

1．ABD　2．ABC　3．ACD　4．ABC　5．A

八、十大安全目标导读——管路安全（气管导管）

1．B　2．B　3．C　4．C　5．D　6．C　7．D

九、十大安全目标导读——降低围手术期皮肤压力性损伤

1．A　2．A　3．ABCD　4．ABC　5．D

致谢

（按姓氏拼音排序）

南京医科大学附属明基医院麻醉科

陈霞、曹丹丹、耿明倩、黄俊杰、侯广会、江晨辉、姜顺顺、卢光奎、李昆鹏、李金鑫、苏丹、王飞、杨传宗、张强、赵心宇、周芹芹

特别致谢

（按姓氏拼音排序）

鲍红光（南京医科大学附属南京第一医院）
施婕（南京医科大学附属南京第一医院）

第一届 2018 年度南京市级麻醉护理专科护士毕业成员

南京市第一医院：陈波
南京市中医院：陈芬兰
南京市江宁医院：陈媛、聂佳
南京市高淳人民医院：傅盈盈
南京市口腔医院：黄雅君
南京市第二医院：冷蔚蔚
南京市栖霞区医院：李璐
南京市胸科医院：李铭皓
江苏省人民医院：刘雷、王玉婷
南京市六合区中医院：陶红君
南京市红十字医院：吴淑婧
南京市江北人民医院：许元晶
南京市雨花医院：姚慧

江苏省中西医结合医院：袁冬菊
江苏省肿瘤医院：袁萍
南京市浦口医院：袁玉花

第二届　2019年度南京市级麻醉护理专科护士毕业成员

南京市中心医院：陈巧玉
南京医科大学第二附属医院：洪红
南京市中医院：罗瑞
南京医科大学附属逸夫医院：沈文瑞
南京市溧水区石湫中心卫生院：史雯
南京市六合区金牛湖社区卫生服务中心：唐春
南京市脑科医院：辛欣
南京市溧水区中医院：周小晓
南京市第一医院：施婕

封面设计：方郁岚 Naomi Fang
绘图设计：鲍　嬟 Stacy Bao（San Jose State University）

后记

近年来，护理人才梯队的建设以及专科护理队伍的壮大，使护理人员对自己的职业、职责有了更进一步的认识，护理已不再是传统意义上的打针换药。护理人员机械化的工作模式已经不能够满足现代医学理论——以"人的健康"为中心的理论的需求，为病患提供安全、科学、有效的护理措施对护理人员也提出了更高、更严格的要求。

十多年来，幸运的是我们有机会和许多优秀的人才合作，打开了麻醉护理学科建设的大门，拜大家追求新鲜、卓越的热情与创造力之赐，让我们可以大胆地去做自己认为不可能做的事，包括2017年年底我们创建的"麻醉护理之声"公众号。它的由来很简单，其初衷就是希望让麻醉护理同仁有个发声的平台，从2017年11月1日"麻醉护理之声"发表第一篇文章《南京明基医院简介》开始，截至2020年7月，来自各方的麻醉护理兄弟姐妹一齐参与共发表文章254篇，其中有98篇为原创，共拥有近2 500人的关注，分别来自31个省、直辖市及自治区，通过各方优秀的麻醉护理伙伴的一起切磋以及不遗余力的支持，由麻醉恢复室护理查房所带来的麻醉护理程序内容，更激发了我们的求知欲，帮助我们了解利用大数据的云端平台建立终身学习的重要性，并了解以及要如何运作平台与学术间有效率的交流成功之钥。

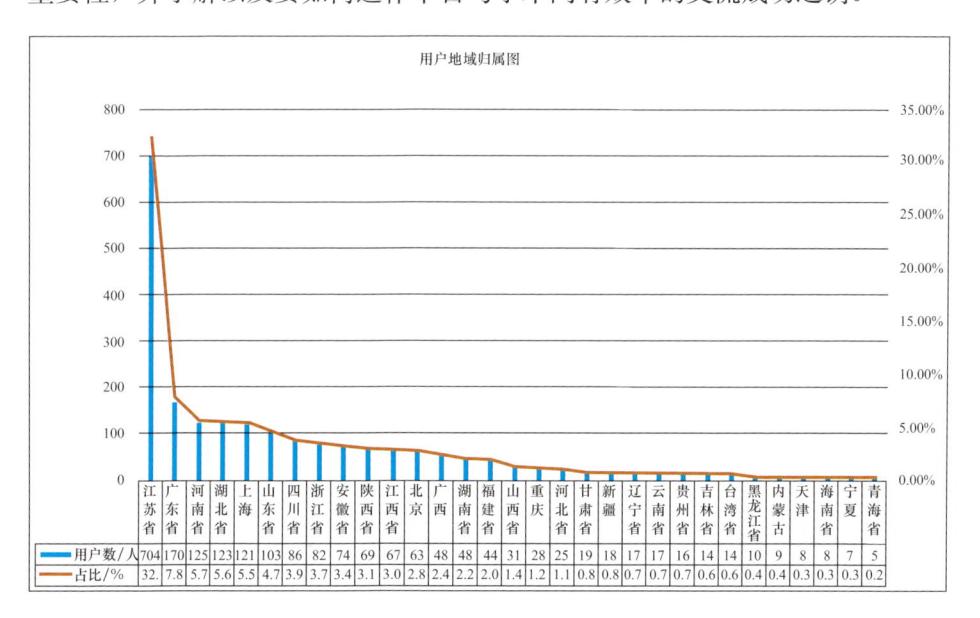

用户地域归属图

省份	江苏省	广东省	河南省	湖北省	上海	山东省	四川省	浙江省	安徽省	陕西省	江西省	北京	广西	湖南省	福建省	山西省	重庆	河北省	甘肃省	新疆	辽宁省	云南省	贵州省	吉林省	台湾省	黑龙江省	内蒙古	天津	海南省	宁夏	青海省
用户数/人	704	170	125	123	121	103	86	82	74	69	67	63	48	48	44	31	28	25	19	18	17	17	16	14	14	10	9	8	8	7	5
占比/%	32.	7.8	5.7	5.6	5.5	4.7	3.9	3.7	3.4	3.1	3.0	2.8	2.4	2.2	2.0	1.4	1.2	1.1	0.8	0.8	0.8	0.7	0.7	0.6	0.6	0.4	0.4	0.3	0.3	0.3	0.2

麻醉护理致力于围手术期病患的生命安全，其职业意义更是不容小觑。"外科治病，麻醉保命"。正因为有了麻醉的保驾护航，才能够保证外科手术的顺利进行，保证病患在经历一个无痛的过程后，祛除疾患，重获健康。然而，当今社会，舒适化医疗照护服务俨然成为全球性的话题，麻醉护理人员就是在这样的局势下顺势而出，他们是麻醉医师最亲近的工作伙伴。他们的出现，也极大地缓解了临床麻醉医师的工作强度和压力，有力地保障了围手术期病患的生命和质量安全，麻醉医护团队一体化照护模式以星火燎原之势茁壮成长并遍及祖国大地。

　　然而，新事物的发展必定要经历一个阶梯式的前进和螺旋式的上升。一个职业岗位的出现必然会面临着许多亟待解决的难题，百花齐放、百家争鸣的局面在发展的初始阶段是一件好事，但对于长期发展而言，标准化操作流程的缺乏却是前进路上的拦路虎。麻醉护理在各地开花的同时就会面临着缺乏统一的制度标准的问题。我们明基麻醉护理在职业生涯的第一天，就开始思索自己要留下什么。选择当下，如同往常意识到真正问题的存在。我们希望从教育着手，去标准操作流程和拓宽专业发展的渠道，做一个有影响力的团队，善用有限的时间精力与资源，于是这本活泼生动的"图画绿皮书"应运而生。

　　该书凝集了南京明基医院全体医护的心血，也汇聚了来自南京市各级别医院（参与南京市麻醉护理规范化培训）的麻醉护理人员的智慧，以书为师，紧贴时代发展的潮流，通过科学的方法和思维方式搭建了一个活泼生动的麻醉护理大舞台，踏上这条路时，不禁问自己："要怎么样才能保持自己的温度？"在温暖他人的路上才逐渐明白，不忘初心，恒温如一。一年之计，莫如树谷；十年之计，莫如树木；百年之计，莫如树人。我们正在将这份光和热散发出去，去感染每个热爱自己工作的麻醉护理同仁。

　　书是最安静的朋友，而且永远陪伴在我们身边，希望每个人都能够跟笔者一样，从书中得到快乐，汲取力量。病患的嘘寒问暖，同仁的鼓励扶持，工作的乐趣与感动是我们每天坚持下去的动力。最重要的是，人生真的没有WHAT& IF，有的只是面对自己，用手思考，用心期待，自己会感觉到存在的价值和意义，从而超越期待，感动常在。祝福每位护理同仁在岗位上收获价值和意义，祝福每位麻醉护理的兄弟姐妹都能够成为自己专业的代言人，用心，别人会知道。

　　每个人都是一座丰碑，上面的碑文，要用你一生的热爱去书写。

明基麻醉护理团队写于 2020 年 9 月 30 日深夜

参考文献

第一章 麻醉护理个案实例

[1] （美）Lynda Juall Carpenito-Moyet，护理诊断手册［M］.11版.景曜，译.上海：世界图书出版公司，2008.

[2] 李小妹，冯先琼.护理学导论［M］.4版.北京：人民卫生出版社.2017.

[3] 苏琳，王斌全，袁剑云，等.系统化整体护理的研究进展［J］.护理研究，2009，23（15）：1322-1323.DOI：10.3969/j.issn.1009-6493.2009.15.003.

[4] 黄小彬，梁宁，黄中华，等.腰硬联合麻醉中止血带对老年患者血流动力学的影响［J］.浙江临床医学，2013，（10）：1575-1577.DOI：10.3969/j.issn.1008-7664.2013.10.070.

[5] 陈思，薛翌平，郭绍宁.综合保温措施对老年膝关节镜手术患者麻醉复苏质量的影响［J］.中国老年学杂志，2016，36（15）：3772-3773.DOI：10.3969/j.issn.1005-9202.2016.15.077.

[6] 钟雅，黄程，颜小华.老年患者髋关节置换手术的麻醉护理研究［J］.重庆医学，2017，46（17）：2444-2446.DOI：10.3969/j.issn.1671-8348.2017.17.048.

[7] 钞海莲，杨晓平，倪秀梅，等.保温干预措施对膝关节镜手术患者麻醉后寒战的影响［J］.陕西医学杂志，2015，（10）：1361-1363.DOI：10.3969/j.issn.1000-7377.2015.10.039.

[8] 王明洁，王秀丽.止血带不良反应的研究进展［J］.国际麻醉学与复苏杂志，2018，39（6）：558-562，567.DOI：10.3760/cma.j.issn.1673-4378.2018.06.009.

[9] 孔文，方郁岚，于建海，等.经胸腔镜胸交感神经切断术的麻醉护理［J］.广东医学，2018，39（20）：3133-3136.DOI：10.3969/j.issn.1001-9448.2018.20.033.

[10] 方郁岚.明基医院呼吸治疗实践与探讨［J］.台湾呼吸治疗简介.2011，5（22）：7-9.

[11] 方郁岚，杜天天，崔颖，等，日间手术基于精益管理模式的麻醉护理研究进展［J］，广东医学，2020，41（10）：1054-1058.

[12] 高雄医学大学附设医院麻醉科医护团队.麻醉护理师袖珍指南［M］.2版.九州图书文物有限公司.2013.

[13] 张家颖.Miller大师引领您读通麻醉学：麻醉学的基础读本［M］.

新北：合记出版社．

[14] 达文西机器手臂辅助手术的麻醉照护［M］．台北：九州岛图书文物有限公司，2015．

[15] 2019 MGH 临床麻醉手册［M］．9 版．九州岛图书总经销．

[16] 曾因明．进一步加强我国麻醉科建设促进医院整体发展［J］中国医院，2010，14（1）：22-24.DOI：10.3969/j.issn.1671-0592.2010-01-008．

[17] 国务院办公厅关于印发全国医疗卫生服务体系规划纲要（2015—2020年）的通知．国办发（2015-14）［EB/OL］.http：//www.gov.cn/zhengce/content/2015-03/30/ content_9560.htm.

[18] 中国医师协会麻醉医师分会调查，网址：http：//www.caahq.cn/.

[19] 2016—2022 年中国养老产业市场深度调研及投资前景分析报告［EB/OL］.https：//wenku.baidu.com/view/3543c1fc31126edb6e1a101c.html.

[20] 国家统计局.http：//data.stats.gov.cn/easyquery.htm?cn=C01&zb=A0O0A&sj=2018.

[21] 李天佐，米卫东，黄宇光，等．把握历史机遇加速麻醉学科发展［J］．中华麻醉学杂志，2018，38（9）：1028-1033.DOI：10.3760/cma.j.issn.0254-1416.2018.09.002.

[22] 范国栋．麻醉护理人力的发展：以已开发国家为例［J］．台湾医界，2012（55）．

[23] 国家卫生计生委．全国护理事业发展规划（2016—2020 年）［EB/OL］.（2016-11-18）［2017-02-01］.http：//www.nhfpc.gov.cn/yzygj/s3593/201611/92b2e8f8cc644a899e9d0fd572aefef3.shtml.

第二章 麻醉护理病例分析

[1] 余新华，段艳丽．基于 PDCA 循环的信息化管理在减少给药错误事件中的应用与体会［J］．临床医学研究与实践，2020，5（9）：188-190.DOI：10.19347/j.cnki.2096-1413.202009075.

[2] 张卉颖，何绮月．加强型气管导管内壁夹层形成致气道高压 1 例［J］．国际麻醉学与复苏杂志，2019，40（12）：1139-1140.DOI：10.3760/cma.j.issn.1673-4378.2019.12.011.

[3] 张启权，胡宪文，段晓雯，等．七氟醚后处理对失血性休克复苏大鼠脑

组织需肌醇酶 1 信号通路的影响［J］.中华麻醉学杂志，2017，37（6）：731-735.DOI：10.3760/cma.j.issn.0254-1416.2017.06.024.

［4］黄鹏.七氟醚吸入麻醉与丙泊酚全凭静脉麻醉对 URSL 患者体温变化及术后寒战的影响［J］.基层医学论坛，2020，24（19）：2809-2810.DOI：10.19435/j.1672-1721.2020.19.091.

［5］周楠，张美芬，袁京燕，等.全麻术后患者苏醒期发生躁动的现状及影响因素分析［J］.护理学报，2017，24（19）：47-51.DOI：10.16460/j.issn1008-9969.2017.19.047.

［6］朱森.神经外科全麻术后老年患者苏醒延迟的高危因素分析［J］.临床医学研究与实践，2020，5（13）：18-19.DOI：10.19347/j.cnki.2096-1413.202013007.

［7］蒋敢，吕苗苗，曹艳，等.硬膜外阻滞麻醉和全身麻醉对术后老年患者血清 S-100β 蛋白水平及认知功能的影响［J］.贵州医科大学学报，2020，45（6）：722-726.DOI：10.19367/j.cnki.2096-8388.2020.06.019.

［8］赵海霞，李东霞.七氟醚吸入麻醉与氯胺酮静脉麻醉用于小儿手术麻醉的效果对比［J］.健康大视野，2020，（15）：213.

［9］肖春林.七氟醚复合瑞芬太尼在小儿口腔手术麻醉中的临床应用效果［J］.中国实用医药，2019，14（30）：101-102.DOI：10.14163/j.cnki.11-5547/r.2019.30.060.

［10］张雁飞，吴中杰，胡奕.胸腔镜术后严重皮下气肿临床分析并文献复习［J］.浙江临床医学，2019，21（7）：995-996.

［11］刘晓辉，刘敬敬，付广华，等.麻醉恢复室 24 例严重低氧血症的回顾性分析［J］.麻醉安全与质控，2020，4（2）：97-100.DOI：10.3969/j.issn.2096-2681.2020.02.009.

［12］王玲.麻醉恢复室全麻术后病人呼吸循环异常的分析与护理对策探讨［J］.实用临床护理学电子杂志，2019，4（43）：138，141.

第三章　PDCA 质量管理工具

［1］刘庭芳，刘勇.中国医院品管圈操作手册［M］.北京：人民卫生出版社，2012.

［2］王建安.活学活用 PDCA［M］.北京：光明日报出版社，2014.

［3］唐维新.实用临床护理三基［M］.南京：东南大学出版社，2005.

［4］关于印发加强和完善麻醉医疗服务意见的通知［J］.麻醉安全与质控，2018，2（05）：243-245.

［5］荀泽敏，王景平.做好麻醉质量保证和质量改进的思考［J］.麻醉安全与质控，2019，3（2）：69-71.DOI：10.3969/j.issn.2096-2681.2019.02.002.

［6］朱波，张秀华，马爽，等.围术期手术麻醉安全高效质量管理平台的构建与运转［J］.中国医院管理，2019，39（1）：40-42.

［7］邓曼丽，张伟丽，韩燕敏，等.PDCA法在麻醉科药品管理持续质量改进中的应用［J］.麻醉安全与质控，2019，3（1）：24-27.DOI：10.3969/j.issn.2096-2681.2019.01.005.

［8］熊云川，李涓，宋宗斌，等.PDCA循环在麻醉科医疗质量持续改进中的运用［J］.麻醉安全与质控，2018，2（3）：181-183.DOI：10.3969/j.issn.2096-2681.2018.03.015.

［9］于建海，何绮月，方郁岚，等.四级质量控制管理在麻醉护理管理中的应用［J］.护理管理杂志，2018，（2）：115-117，138.DOI：10.3969/j.issn.1671-315x.2018.02.010.

［10］方郁岚，何绮月.开展麻醉专科护理管理的临床应用［J］.护理实践与研究，2012，9（12）：101-102.DOI：10.3969/j.issn.1672-9676.2012.12.054.

［11］Yu-Lan Fang，Yujia Chen，GunzhiSun，Chi-Yueh Ho.Clinical Practice and Effect of Nurse Anesthetist Training Model in Mainland China，2019 ICN Poster.

［12］Yu-Lan Fang，Chi-Yueh Ho.Education Application of Taiwan Nurse Anesthesia Care in Mainland China，Poster Presentations，The 13th World Congress of Nurse Anesthetist，Budapest，Hungary，2018，06.

［13］Cowin，L.S.，Hengstbergersims，C.，Eagar，S.C.，Gregory，L.，Andrew，S.，&Rolley，J.X.（2008）.Competency measurements：testing convergent validity for two measures.Journal of Advanced Nursing，64（3），272-277.

［14］IFNA Standards of Education，Practice and Monitoring 2016 .https：//ifna.site/ etusivu/practice/ifna-standards/.

［15］BenQ Hospital Anesthesia Nursing Education Certificate of Completion.https：//ifna.site/app/uploads/2018/07/BenQ-Hospital-Anesthesia-Nursing-Nanjing.pdf.

第四章　麻醉护理思维导图

[1]《加强和完善麻醉医疗服务意见的通知》（国卫医发〔2018〕21号）.

[2] 国卫办医函〔2017〕1191号国家卫生计生委办公厅.关于医疗机构麻醉科门诊和护理单元设置管理工作的通知［EB/OL］.［2017-12-12］http：//www.nhfpc.gov.cn/yzygj/s3593/ 201712/251fb61008bc487797ed18a3a15c1337.shtml.

[3]《南京市卫计委关于印发南京市"十三五"护理事业发展规划的通知》（宁卫医政〔2017〕14号）.

[4]《江苏省三级综合医院评审标准》（苏卫医政〔2018〕1号）.

[5]《南京市级医院麻醉科医疗质量控制指标和标准》考核表.

[6] 顾珍珍，方舒卉，洪冬梅，等.麻醉恢复室患者低体温护理观察［J］.实用临床护理学电子杂志，2018，3（44）：80-81.DOI：10.3969/j.issn.2096-2479.2018.44.064.

[7] 陈肖敏，Jean Burgdorff.创建麻醉恢复室的护理管理模式［J］.护理学杂志，2000，15（4）：244-245.DOI：10.3969/j.issn.1001-4152.2000.04.033.

[8] 伍宏，严谨，王建文.PACU全麻术后不同年龄组患者循环呼吸系统并发症分析及处理［J］.中国现代医学杂志，2013，23（28）：65-67.

[9] 胡敏花，杨洁，罗小平.麻醉恢复室的管道护理［J］.当代护士（专科版），2013，（6）：99-100.

[10] 王宜庭，邹圣强，蒋鹏，等.麻醉护士在快速康复外科模式下急性疼痛服务中的作用［J］.护理学杂志，2018，33（6）：1-4.DOI：10.3870/j.issn.1001-4152.2018.06.001.

[11] 范里莉，王恒林，王卓强，等.镇痛泵治疗患者术后疼痛的效果观察与护理［J］.中国实用护理杂志，2006，22（19）：35-37.DOI：10.3760/cma.j.issn.1672-7088.2006.19.019.

[12] 孙学丽，张晓娇，赵凌云，等.麻醉恢复室术后镇痛随访护士培训模式探讨［J］.北京医学，2018，40（6）：598-599.DOI：10.15932/j.0253-9713.2018.06.035.

[13] 邢娟，桂斯卿.医护人员手卫生研究进展［J］.护理学杂志，2010，25（6）：91-93.DOI：10.3870/hlxzz.2010.06.091.

[14] 郑树森.肝移植［M］.2版.北京：人民卫生出版社，2012：599-612.

[15] 徐丹慧，侯铁英，李卫光，等．中国医院手卫生知识知晓及依从性现状调查［J］．中国感染控制杂志，2016，15（9）：654-658，664.DOI：10.3969/j.issn.1671-9638.2016.09.004.

[16] 席毛毛，唐朴勤，谢国璀，等．应用ATP检测干预对提高医务人员手卫生依从性的效果［J］．医学新知杂志，2018，28（1）：64-66.DOI：10.3969/j.issn.1004-5511.2018.01.020.

[17] 谢和宾，姚小红，杨红晖，等．第三方调查的绩效考核对改进医务人员手卫生依从性的效果［J］．中国感染控制杂志，2018，17（3）：211-214.DOI：10.3969/j.issn.1671-9638.2018.03.006.

[18] 中华人民共和国国家卫生和计划生育委员会．医院感染管理专业人员培训指南 WS／T 525—2016［S］.北京，2016.

[19] 孙荣嫦．两种不同培训方式对医护人员手卫生依从性的影响［J］．国际感染病学（电子版），2020，9（2）：350.

[20] 张翔，张卫红，喻荣彬，等．WHO"多模式手卫生促进策略"对医护人员手卫生依从性影响［J］．中国感染控制杂志，2014，（12）：757-759.DOI：10.3969/j.issn.1671-9638.2014.12.016.

[21] 张小琴，段富交，魏巍，等．多模式干预措施提高手卫生依从率的效果评价［J］．中国感染控制杂志，2015，（7）：455-458.DOI：10.3969/j.issn.1671-9638.2015.07.006.

[22] 匡静，王春萍，熊涧秋，等．洗手前后细菌监测提高护士手卫生依从性研究［J］．护理学杂志，2011，26（20）：9-10.DOI：10.3870/hlxzz.2011.20.009.

[23] Word Health Organization.Hand hygiene self-assessment framework 2010［R］.Switzerland：WHO，2010.

[24] 陈晶梅，朱求丽，陈晓静，等．微信辅佐管理对外科组医护人员手卫生依从性的影响［J］．全科护理，2019，17（10）：1258-1260.DOI：10.12104/j.issn.1674-4748.2019.10.043.

[25] 龙晓燕，袁小平．PDCA循环管理法在提高儿科医务人员手卫生依从性中的应用［J］．全科护理，2018，16（1）：88-89.DOI：10.3969/j.issn.1674-4748.2018.01.034.

[26] 陈鹏，王文静．基于戴明循环管理模型的品管圈活动对手术室工作人员手卫生依从性的影响［J］．护理实践与研究，2019，16（6）：131-

132.DOI：10.3969/j.issn.1672-9676.2019.06.056.

[27] 谭然，曹英娟，郭卫婷，等.国内护士给药错误相关研究的计量分析与对策［J］.护理研究，2019，33（15）：2663-2670.DOI：10.12102/j.issn.1009-6493.2019.15.027.

[28] 蒋银芬，杨如美，佟伟军，等.229起护士给药错误分析及对策［J］.中华护理杂志，2011，46（1）：62-64.DOI：10.3761/j.issn.0254-1769.2011.01.022.

[29] 李梦玲，王富兰，肖明朝，等.1例给药错误的根本原因分析［J］.中国卫生质量管理，2019，26（2）：58-61.DOI：10.13912/j.cnki.chqm.2019.26.2.18.

[30] 付沫，丁永艳，王晓娟，等.7家医院临床护士口头医嘱执行现状及认知状况调查分析［J］.护理学报，2011，18（20）：18-20.DOI：10.3969/j.issn.1008-9969.2011.20.006.

[31] 戴晓明.不同固定方法在经口气管插管中应用的研究进展［J］.当代护士（上旬刊），2018，25（2）：20-23.

[32] 陈敏敏，陈蓝，肖纯.超声测量气道横径指导小儿气管导管选择的可行性研究［J］.全科医学临床与教育，2015，13（6）：646-648.DOI：10.13558/j.cnki.issn1672-3686.2015.06.014.

[33] 吴彦烁，宿桂霞，尹彦玲，等.人工气道气囊工艺与压力监测技术的研究进展［J］.护理研究，2018，32（1）：18-21.DOI：10.3969/j.issn.1009-6493.2018.01.005.

[34] 张芸魁，蒋鑫，袁红斌.术中体位改变致气管导管移位1例报告［J］.第二军医大学学报，2019，40（6）：704-705.DOI：10.16781/j.0258-879x.2019.06.0704.

[35] 刘婉玲，曾静贤，叶燕芳.俯卧位手术气管导管固定方法的临床分析［J］.岭南现代临床外科，2010，10（6）：467-468.DOI：10.3969/j.issn.1009-976X.2010.06.026.

[36] 杨雪芳，姚建琴，蒋琪霞，等.医院获得性压疮原因分析与预防措施［J］.中华现代护理杂志，2016，22（27）：3857-3860，3861.DOI：10.3760/cma.j.issn.1674-2907.2016.27.003.

[37] 周爱玉，王秋明，庞子霞.不同护理用具用于术中压疮防护的效果评价［J］.护士进修杂志，2013，28（13）：1219-1220.DOI：10.3969/j.issn.1002-6975.2013.13.033.

［38］陈宝枝，要洁.手术患者压疮的影响因素及护理干预[J].实用医技杂志，2019，26（6）：811-812.DOI：10.19522/j.cnki.1671-5098.2019.06.080.

［39］陈莉，王小俊，周坚，等.品管圈在护士识别压疮及分期准确率中的应用效果［J］.中华现代护理杂志，2016，22（27）：3861-3864，3865.DOI：10.3760/cma.j.issn.1674-2907.2016.27.004.

［40］张辉，方郁岚，郭琳，等.南京市麻醉护理专科护士培训实践.中华护理教育.2020，17（2）：148-151.DOI：10.3761/j.issn.1672-9234.2020.02.011

［41］方郁岚，李金鑫，姜顺顺，等.以IFNA国际标准为基础的麻醉专科护士培训管理［J］.中国教育技术装备，2020（06）：129-132.

［42］孙贵芝，方郁岚，卢光奎，等.麻醉专科护理人员培养模式的临床实践与效果［J］.护理学杂志，2017，32（24）：77-79.DOI：10.3870/j.issn.1001-4152.2017.24.077.